# 365日、
# 玄米で認知症予防

## 脳がよろこぶ、玄米・魚・野菜

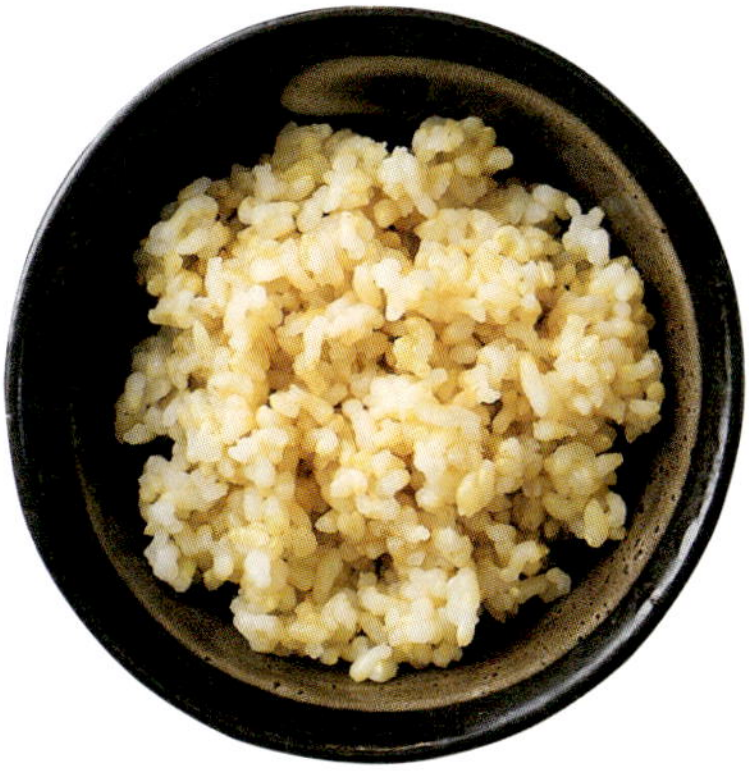

あしかりクリニック院長
**芦刈伊世子**

清流出版

# はじめに――認知症予防のために「食養教室《しょくようきょうしつ》」をスタート

私が院長を務めるクリニックには、毎日、いろいろな事情と悩みを抱えた患者さんがやってきます。「高齢者と女性のための心のケア」を診療の柱にしているので、高齢者や女性が多くみえますが、若い女性も珍しくありません。二〇、三〇代の女性は、過剰な仕事のストレスで不安症になったり、それが高じてうつ症状を呈しているケースも多くあります。

そんな患者さんに、問診の中で、どんな食事を摂《と》っているかを聞いてみます。すると、独身女性の場合、コンビニで買ったおにぎり、インスタント食品、ファーストフード店での外食が多く、朝食は菓子パンのみ、というような答えが返ってくるのです。

高齢者はどうかといえば、こちらもあまりほめられたものではありません。

お酒が大好きで、好きなものしか食べないというある男性に、「このままでは認知症になりますよ」と指摘しても、聞く耳を持ってくれません。「もう十分に生きたから、好きな酒を飲んで認知症になるんだったら本望だ」などと、開き直られたり……。

認知症は徐々に進んでいくため、不自由な生活が長く続きます。本人が不自由なだけでなく、家族にも負担を強いることになります。できれば認知症にならずに楽しく暮らしていければ、それに超したことはないと思うのです。

一方、認知症になっても、あまり症状が進行しなかった男性もいます。その人は、お酒は飲んでいたけれど、早くに奥さんを亡くして長い間、自炊をし、みそ汁を作って食べていたそうです。きっと、みそ汁と一緒に野菜をたくさん摂っていたのでしょう。やはり、食習慣がきちんとしていれば、体の基本ができるものだと思いました。

私が食事の大切さに気づいたのは、精神・神経科の医師として、漢方のことを学びたいと思ったことがきっかけでした。漢方の先生に、「漢方をやるのだったら、まず、食養を勉強しなさい」と言われ、NPO法人・日本綜合医学会が開講している食養学院の通信講座で学ぶことになりました。食養とは、「体は食べ物でできている」という考えから、「自然の法則に沿ったもの、日本の伝統的な食習慣を大事にすることで、健康を保つ」ことを目指すものです。

食養講座の初級過程を終え、中級過程を受講していた頃、子宮がん検診を受けた私は、異形細胞が少し入っている段階の「境界」と診断されました。当たり前ですが、私もがんになる可能性があったのです。家族に目を向けると、思春期の娘はニキビだらけ、息子は尿酸値の数値が高いと言われ、夫も生活習慣病が発見されました。

「ああ、これは私がきちんとした食事を作らないせいだ」と猛反省し、食養で学んだことを本気で実践しました。そうして、三か月後に再検査をしてみると、私のがんの疑いはきれいに消えていました。夫や子どもたちの健康問題も解消されたのを見て、体は食べ物でできていることを確信し、食事を変えれば、体は三か月で変わることを知りました。

その後、食養講座の上級課程に進み、北海道でのスクーリングに参加したときのことです。参加者全員で話し合う機会があり、そこで聞いた意見に、私はハッとさせられました。「医者は薬を出して、病気の説明はしてくれるけど、肝心の予防の仕方は詳しく教えてくれない」と、みんなが言うのです。

これまで私は、うつ病の人や更年期うつの人を数多く診てきました。若い頃にうつ病を患った人、更年期うつを経験した人は、認知症になるリスクが高くなることもわかっています。そうであれば、今現在、私のクリニックに通院している人にこそ、食養のやり方を伝え、できるだけ早くから、認知症を予防する食事を実践してもらわなくてはなりません。そのような経緯で、私はグループセラピーの一つとして、「食養教室」をスタートさせました。

最近はテレビや雑誌や本で、「健康のための食事療法」が氾濫しており、私たちは、何を主軸に食事を考えたらいいのか、悩んでしまいます。「五〇歳を超えたら糖質制限をしたほうがよい」、「しっかりご飯を食べるのは一日一回」、「水素水を飲むとよい」、「年を取

った ら肉を食べよう」、「ココナッツオイルが脳にいい」などなど。
食事療法については、一人ひとりの体質によってどのような方法を採用するか、自ら研究をしないといけないと思います。肝臓、腎臓、膵臓、胆のう、心臓・血管、気管・肺の、どこが弱いのか。その臓器に負担をかけないためにはどうしたらよいのか、ということです。

たとえば私は、二〇歳のときに急性A型肝炎になり、一か月入院しました。そこで私は、肝臓の免疫力が少し弱いのではないか、子どもの頃、腎盂炎《じんうえん》になったこともあるので、腎臓に気をつけたほうがよいのではないか、と思いました。そう考えると、毎日の飲酒は止め、タンパク質、塩分を少量にする日を週に二回くらい設けたほうがいい。腸不順のときはマコモ（イネ科の多年草）や発酵食品を多く摂ろう、というようなことを実践するようにしました。つまり、オーダーメイドで食養していくことが大事なのです。

しかし、認知症予防を考えたときには、「野菜・魚を多く摂る。GI（グリセミック・インデックス）比の低い糖質が望ましい。適度な運動が大事」ということは、まず間違いありません。玄米菜食というのは、「欧米化の食事に対する警鐘」という意味でもあり、その具体的なレシピをぜひ広めたいと思い、本書を世に出すことにしました。

芦刈伊世子

「食養教室」で学べる認知症予防レシピ

# 「一食の組み合わせ例」

朝食 A

朝食はごはんとみそ汁を基本にし、野菜や魚などの副菜２品を足して、一汁二菜にするのがベスト。玄米ごはんをよく噛んで食べれば、腹持ちもよく、活動する力が湧いてきます。

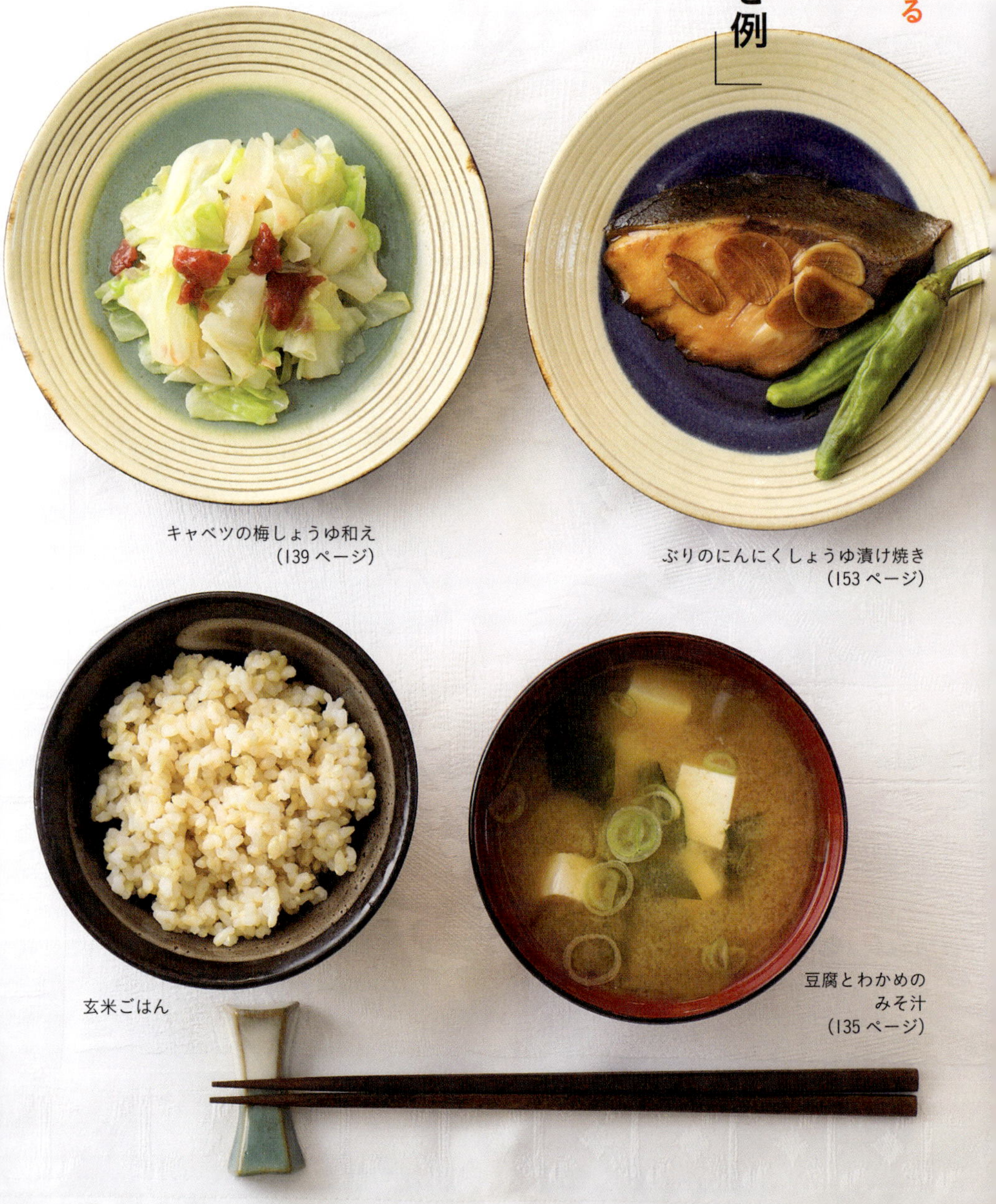

キャベツの梅しょうゆ和え
(139 ページ)

ぶりのにんにくしょうゆ漬け焼き
(153 ページ)

玄米ごはん

豆腐とわかめのみそ汁
(135 ページ)

## 朝食 B

ごはんとみそ汁のほかに、野菜たっぷりのおかずを組み合わせ、お腹の調子をよくします。ソテーを、油を使わない煮ものにしてもOK。

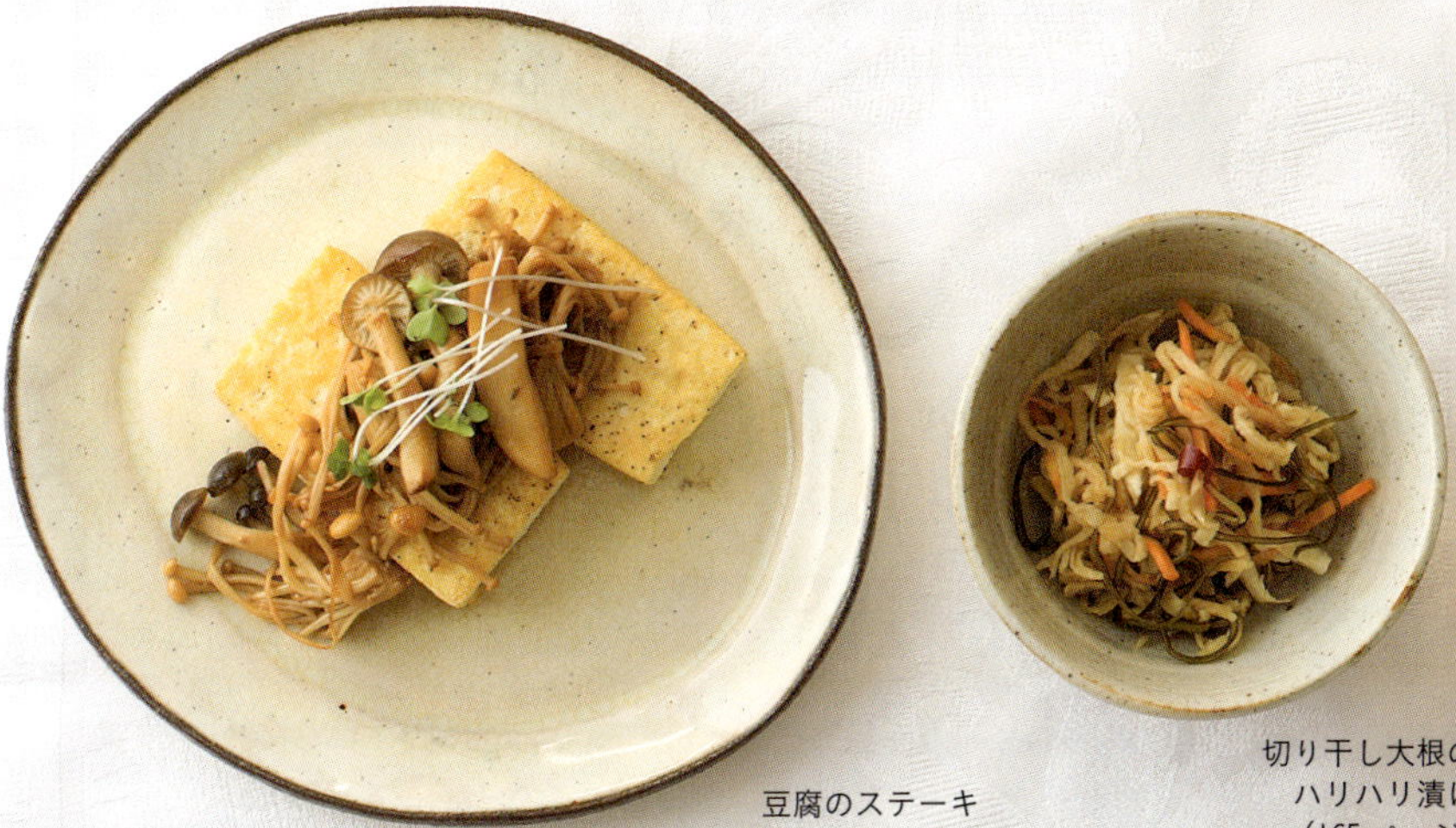

豆腐のステーキ
たっぷりきのこ添え
（148 ページ）

切り干し大根の
ハリハリ漬け
（165 ページ）

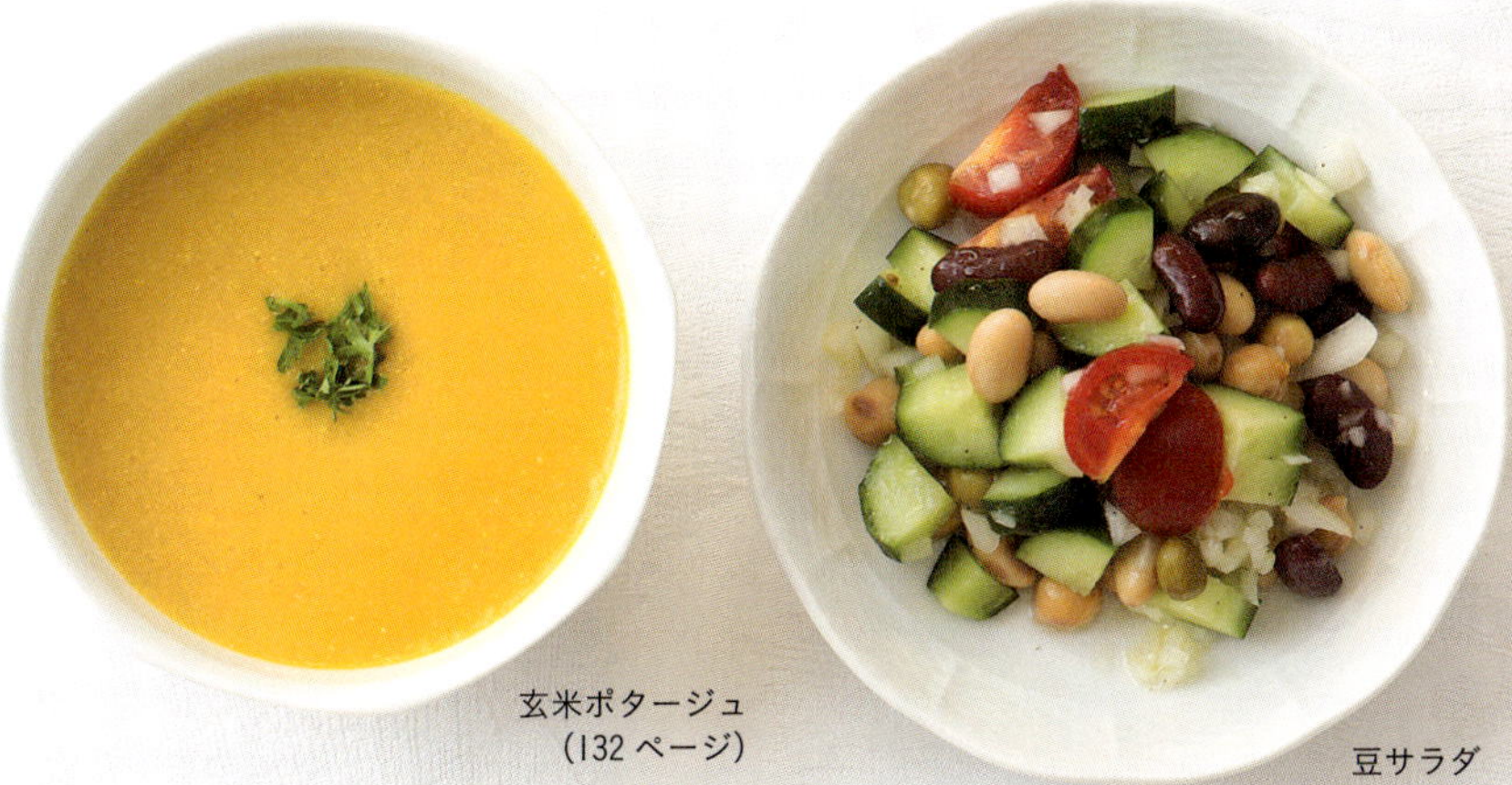

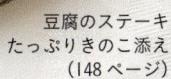

玄米ポタージュ
（132 ページ）

豆サラダ
（151 ページ）

## 朝食 C

食欲がないときにはポタージュがおすすめ。
これは玄米入りなので、ごはんはなしでも。
豆サラダで栄養バランスを取りました。

昼食
A

ファイトケミカルがたくさん摂れる野菜のスープと、玄米おにぎりの組み合わせ。玄米に小豆を入れてタンパク質を補給します。

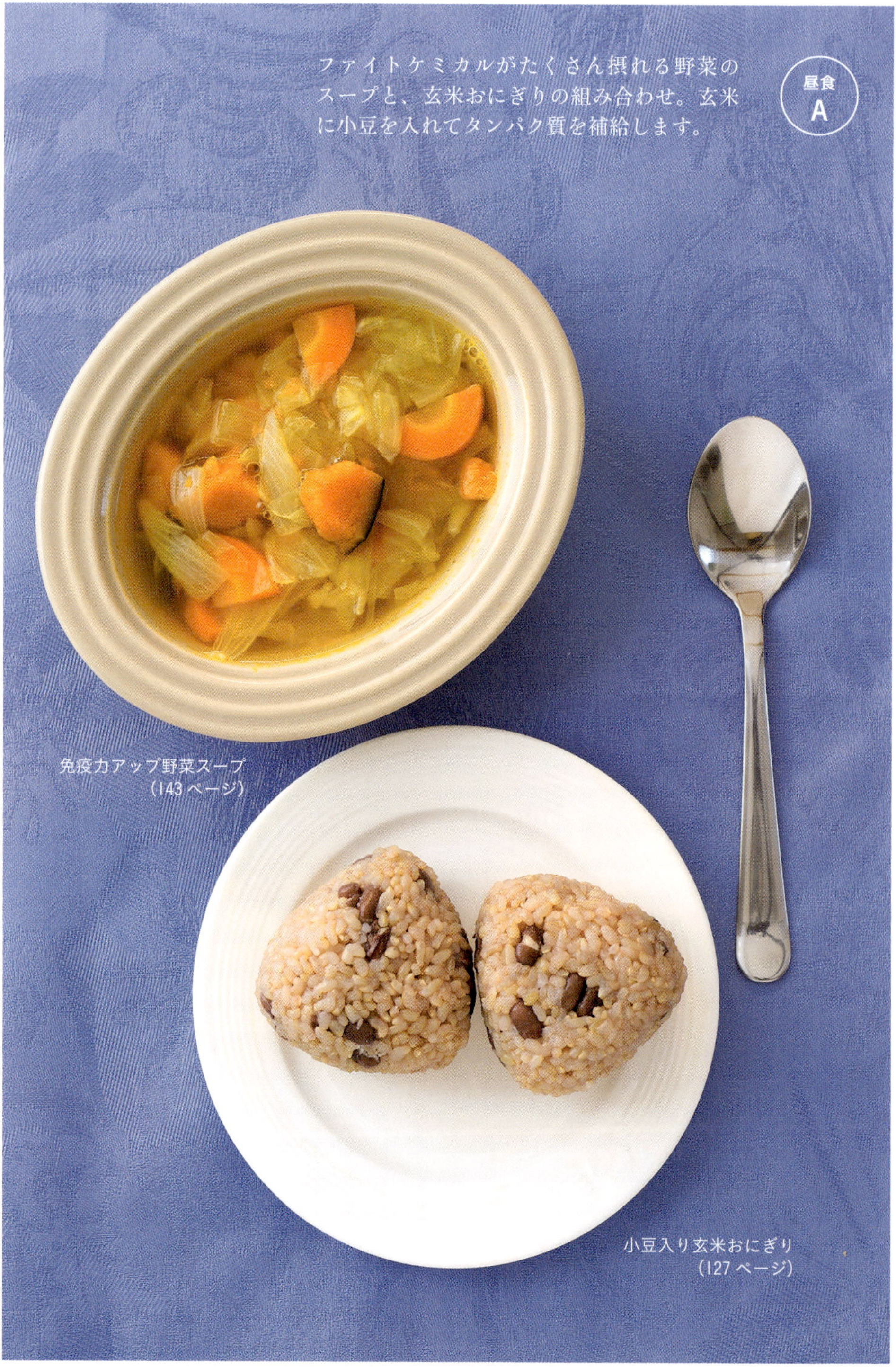

免疫力アップ野菜スープ
（143 ページ）

小豆入り玄米おにぎり
（127 ページ）

## 昼食 B

缶詰の魚を利用した手軽なメニュー。玄米ごはんはこのように、薬味やしらす、ふりかけなどを混ぜると、おいしく食べられます。

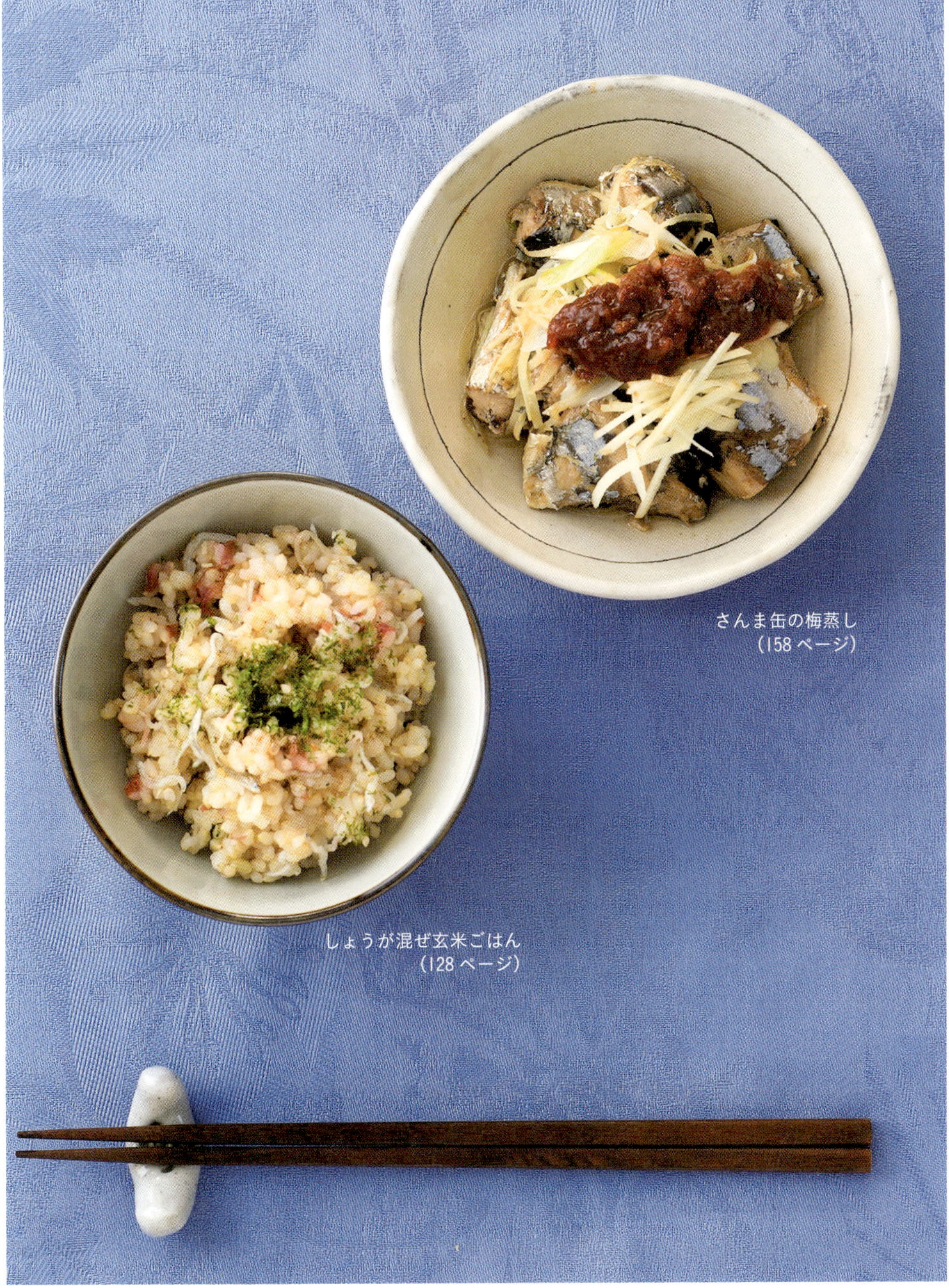

さんま缶の梅蒸し
（158 ページ）

しょうが混ぜ玄米ごはん
（128 ページ）

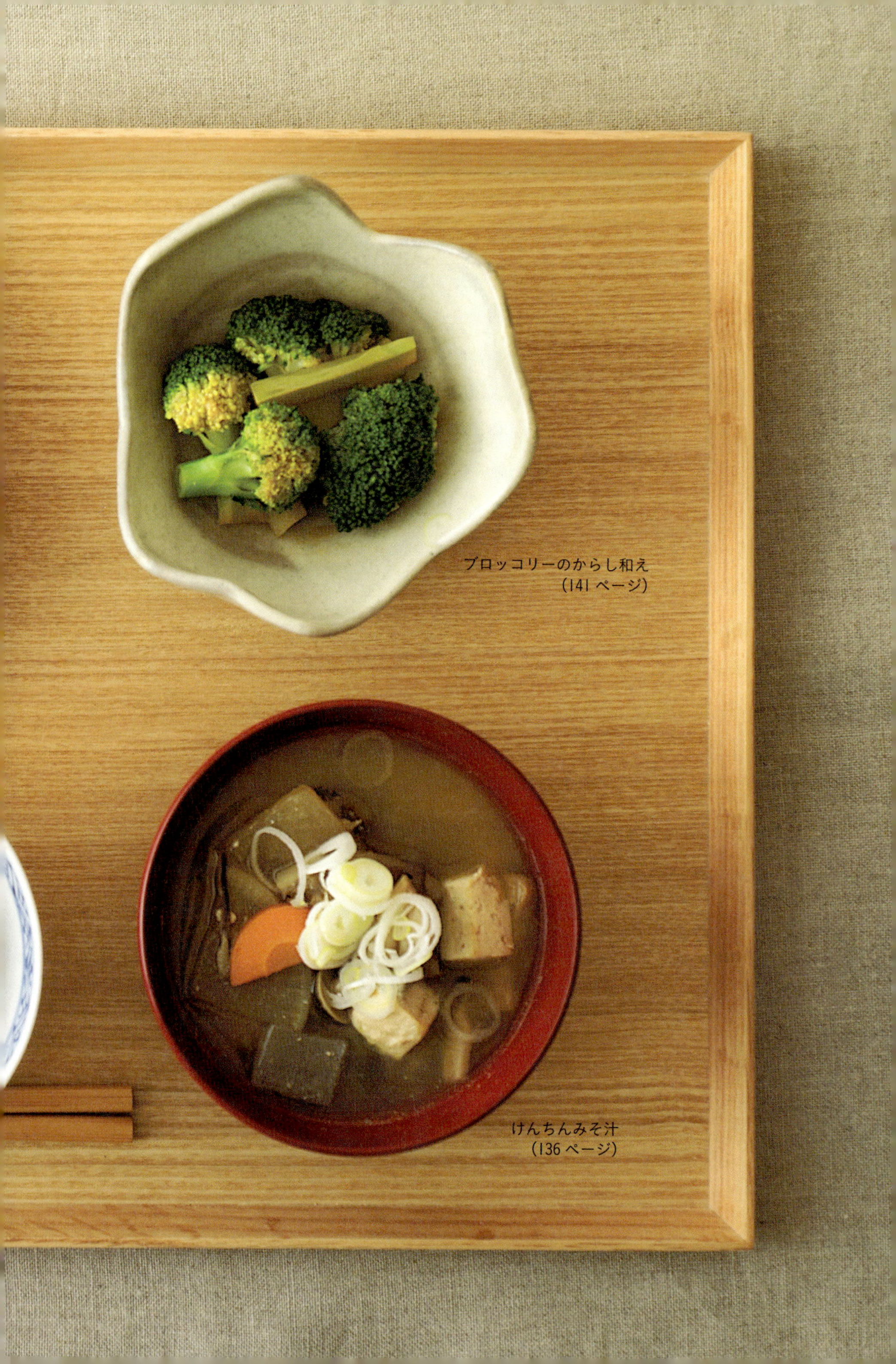

ブロッコリーのからし和え
（141 ページ）

けんちんみそ汁
（136 ページ）

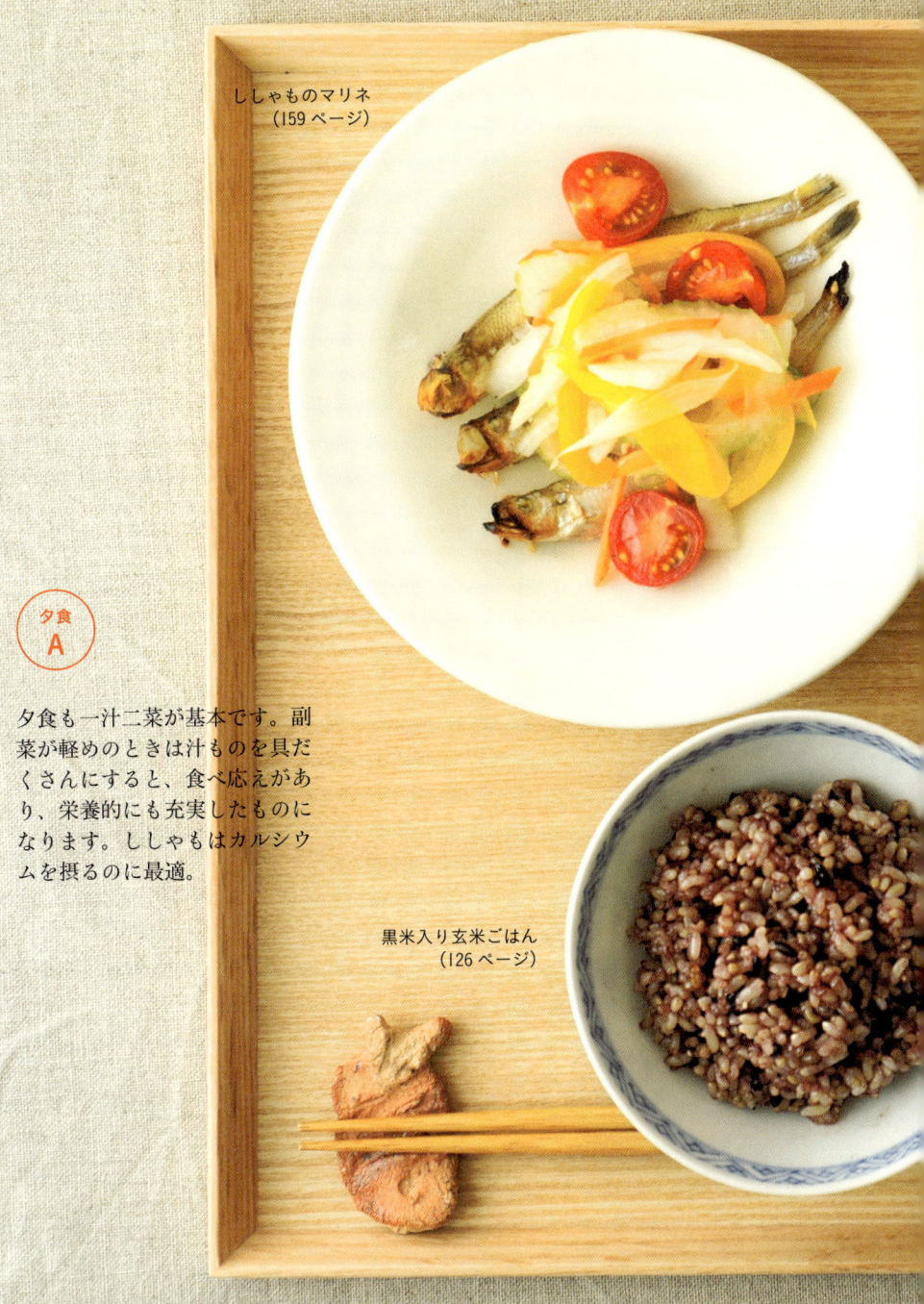

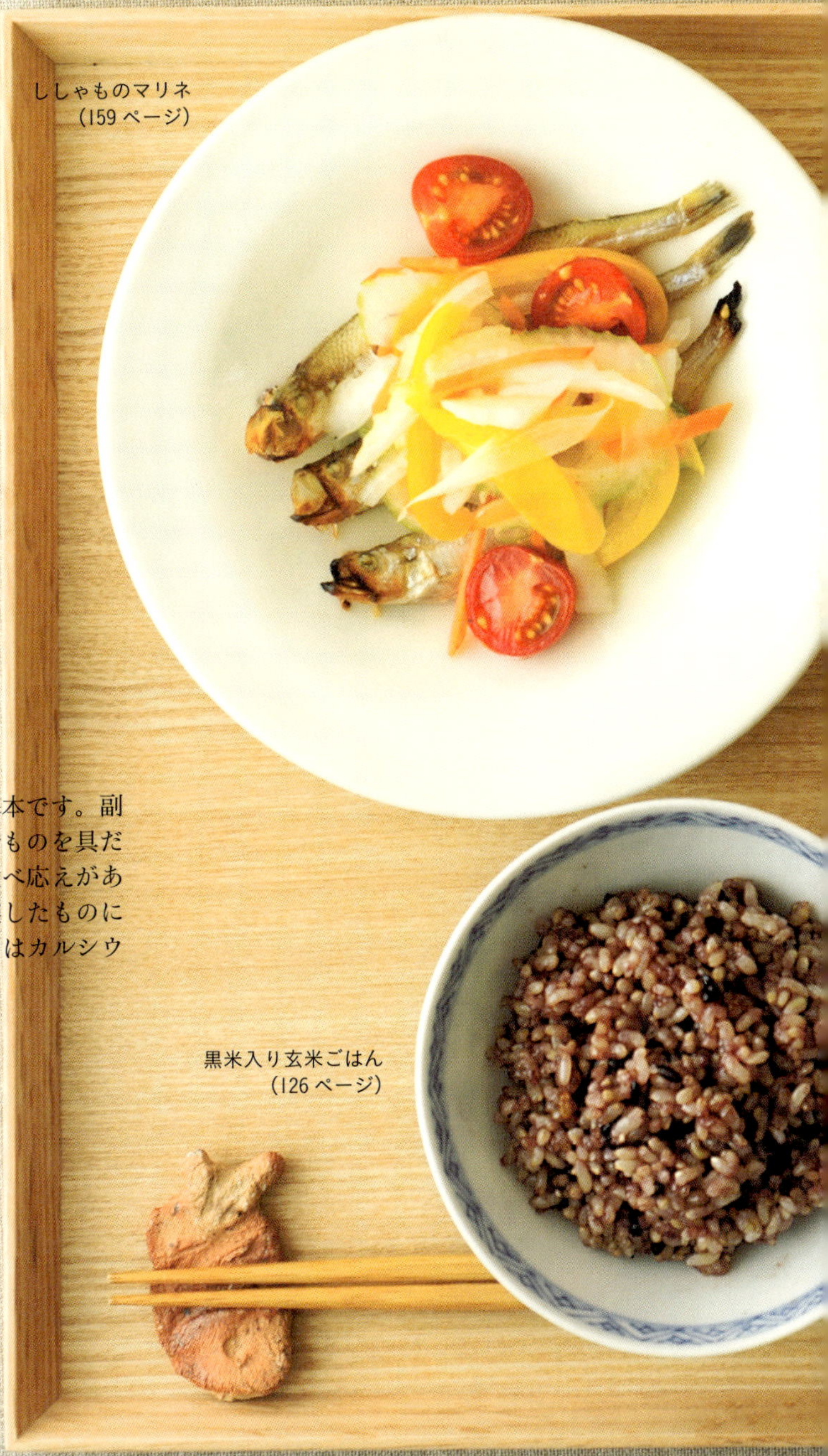

ししゃものマリネ
（159 ページ）

黒米入り玄米ごはん
（126 ページ）

夕食
A

夕食も一汁二菜が基本です。副菜が軽めのときは汁ものを具だくさんにすると、食べ応えがあり、栄養的にも充実したものになります。ししゃもはカルシウムを摂るのに最適。

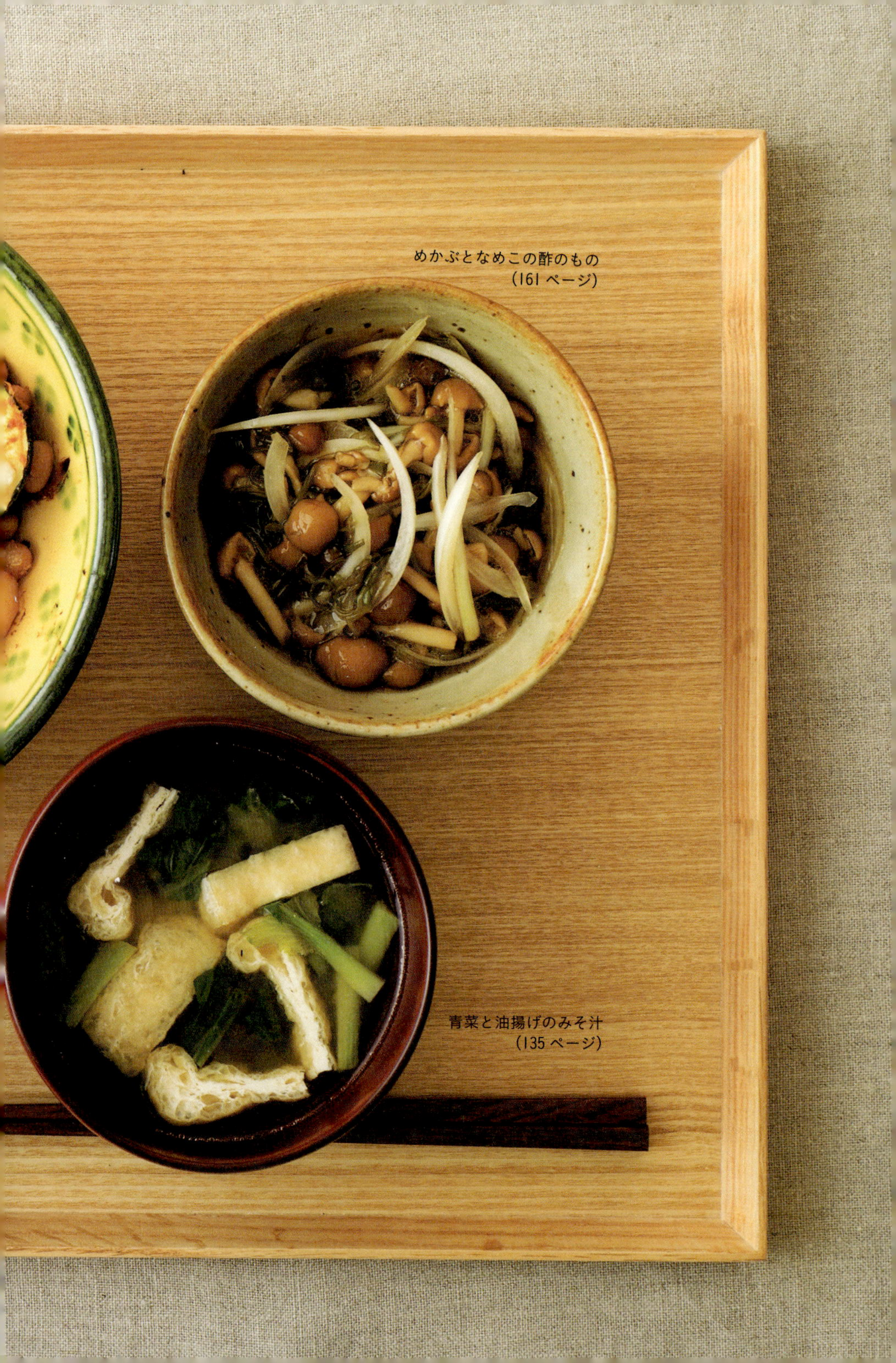

めかぶとなめこの酢のもの
（161 ページ）

青菜と油揚げのみそ汁
（135 ページ）

夕食
B

さば缶を使ったボリューミーな主菜に、さっぱりした酢のものを合わせました。海藻やきのこ、人参など、免疫力が上がる食材をたくさん取り入れた献立です。

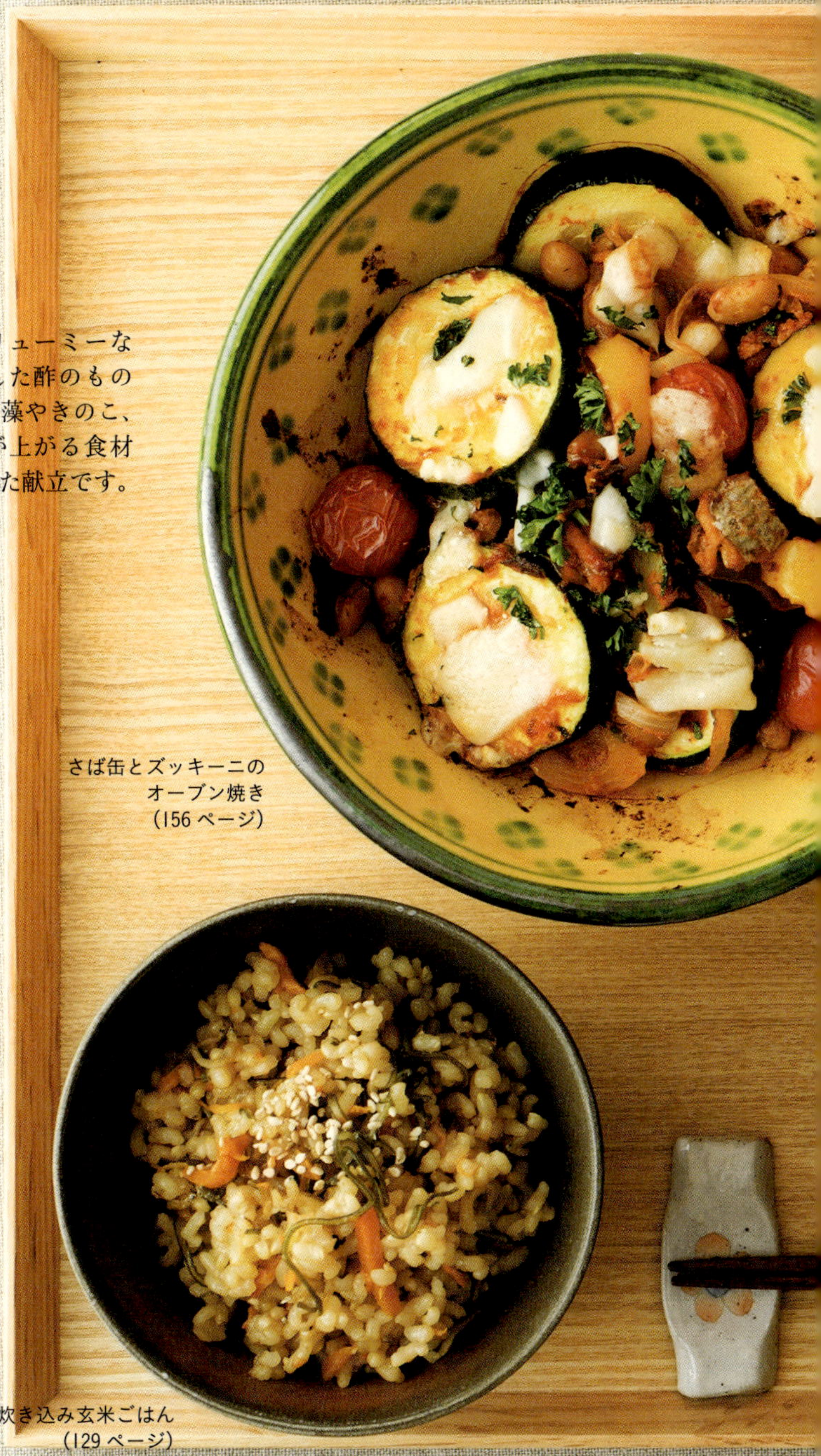

さば缶とズッキーニのオーブン焼き
（156ページ）

人参炊き込み玄米ごはん
（129ページ）

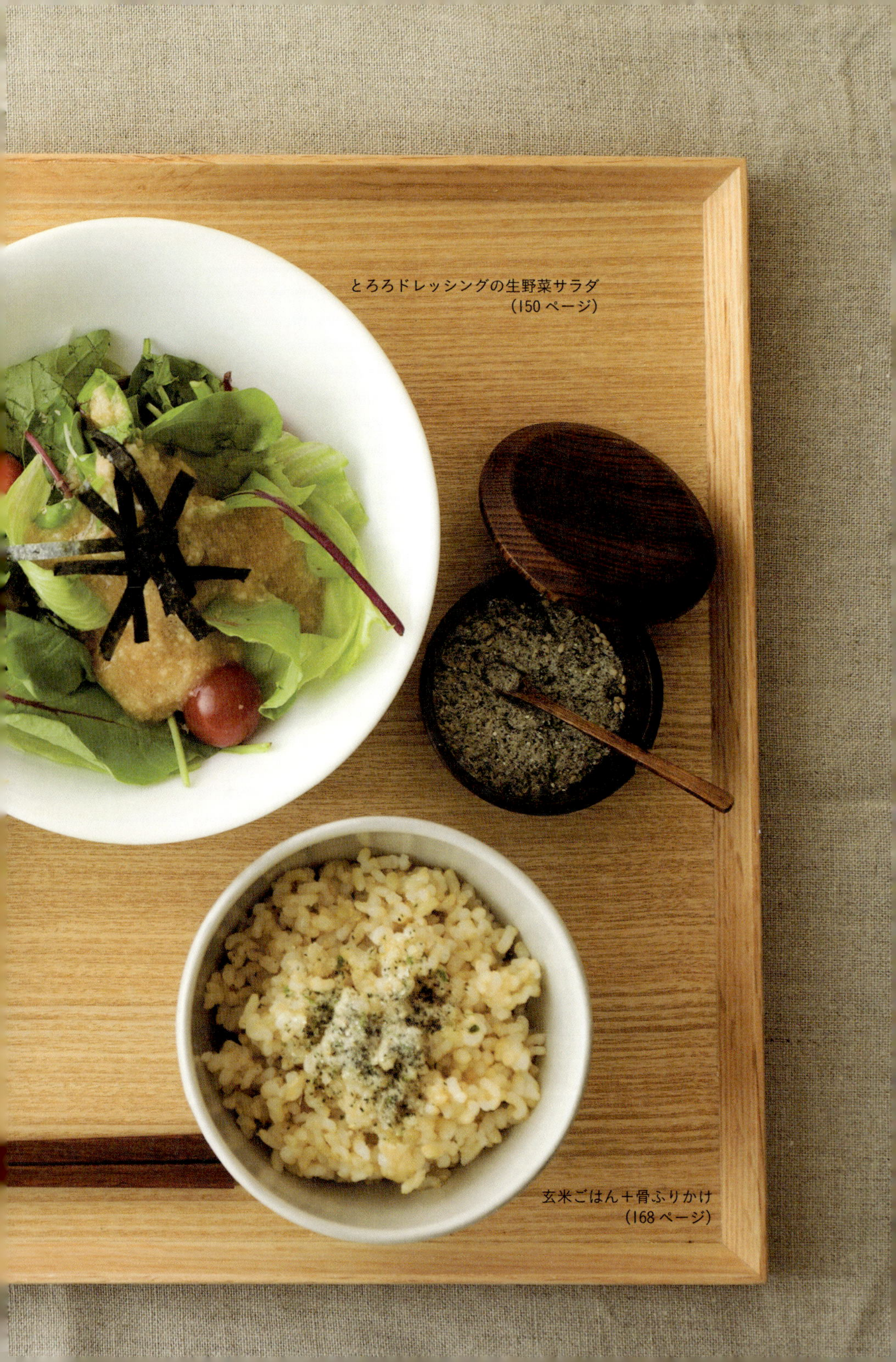

とろろドレッシングの生野菜サラダ
（150ページ）

玄米ごはん＋骨ふりかけ
（168ページ）

夕食 C

野菜たっぷりのミネストローネは鶏肉入りで、コクがあってお腹も満足。これをメインにし、とろろをかけたサラダを副菜にしたヘルシーメニュー。骨ふりかけも活用します。

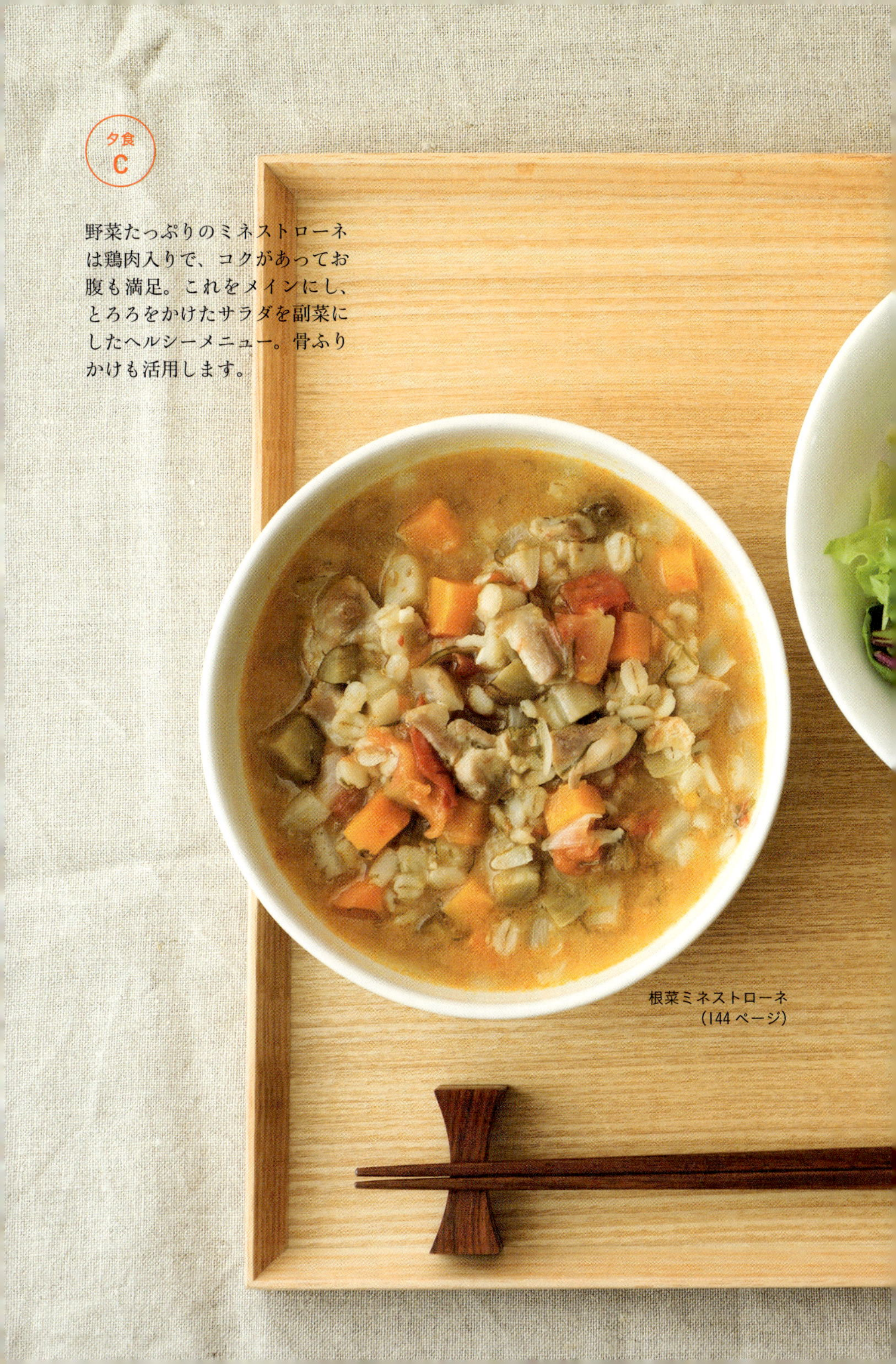

根菜ミネストローネ
（144 ページ）

目次



Chapter 1

## 認知症予防は、いつからどう始める？



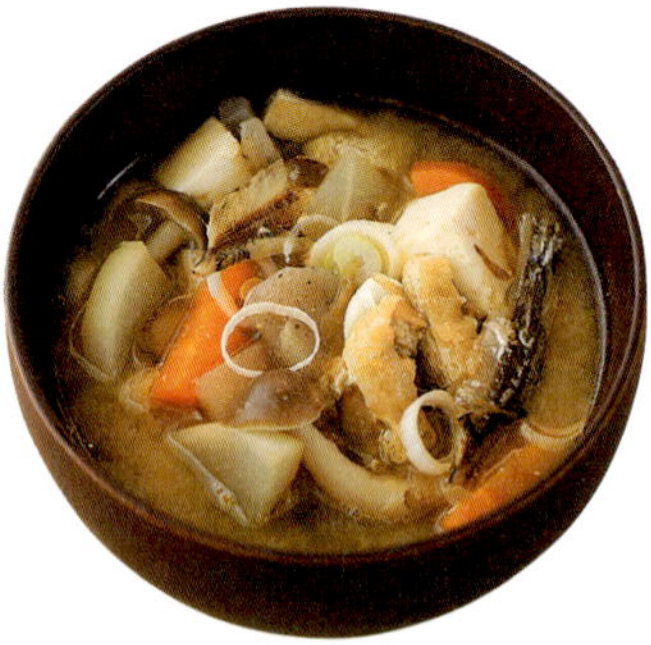

Chapter 2

# 脳は食べ物に影響を受ける

Chapter 3

# 認知症を予防する食事

Chapter 4

## 認知症を予防する料理ノート

Chapter
1

# 認知症予防は、いつからどう始める

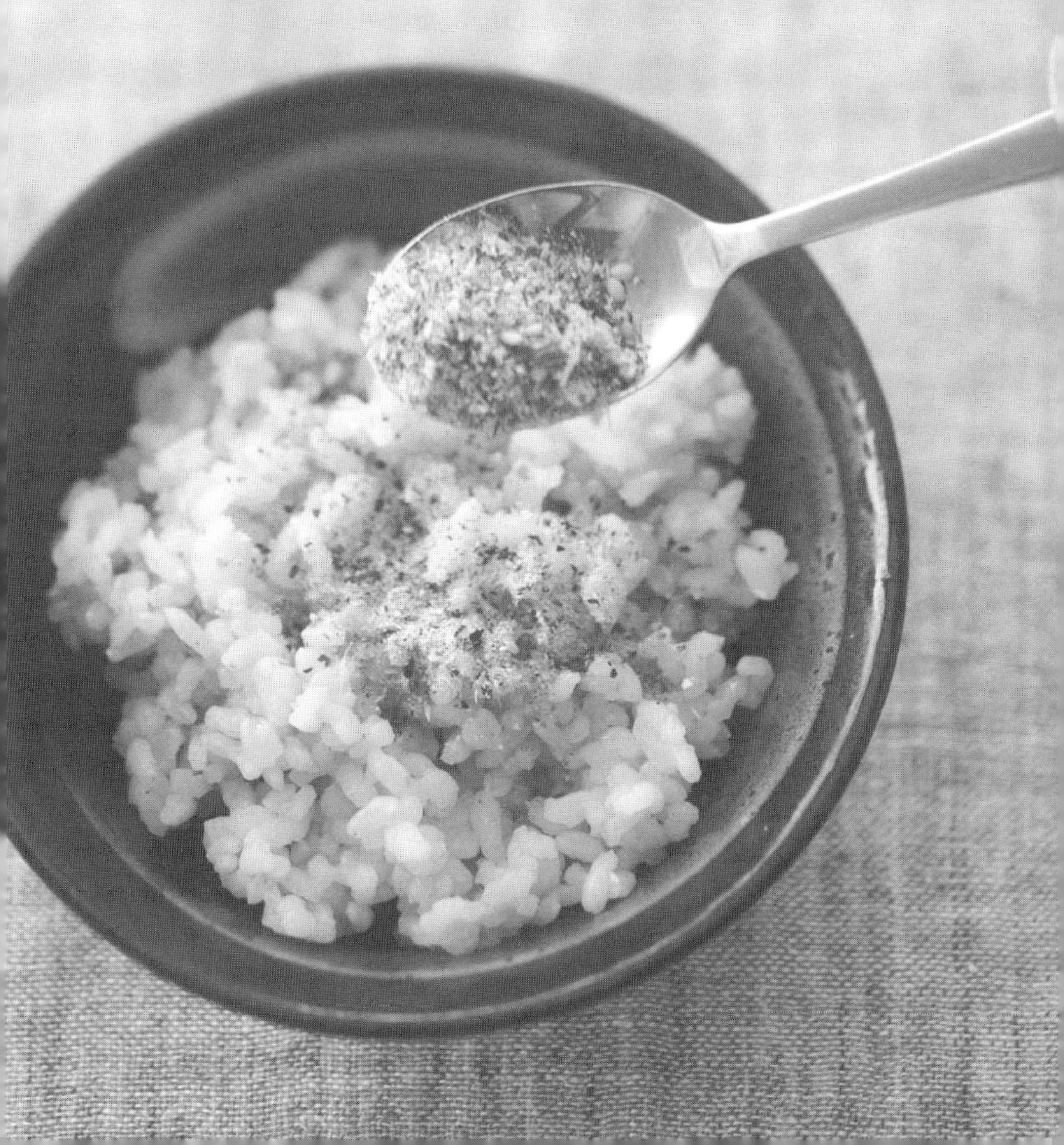

## 一〇年後には、高齢者の五人に一人が認知症になる

日本における認知症患者の数は、二〇二五年に七〇〇万人を突破する、という厚生労働省の推計が出ています。そう言われてもピンとこないかも知れませんが、六五歳以上の高齢者のうち、五人に一人が認知症になる計算だと聞けば、「もしかして私も」と不安になる方も多いのではないでしょうか。

「高齢者と女性のための心のケア」を謳っている私のクリニックにも毎日のように、認知症かも知れないと不安を覚えた方が診察にみえます。たいていの場合は家族の誰かが「ようすがおかしい」と気づき、本人に付き添ってみえることが多いのですが。

地域の町内会などに顔を出すと、「近所に認知症の人がずいぶん増えた」とか、「あそこのおじいさんも認知症のようだ」などという話をよく耳にします。高齢社会でお年寄りの数が多いこともあるし、クリニックのある場所は比較的都心に近く、人口が多いということもあるでしょう。認知症の人が年々増えている印象は否めません。

六〇代後半から七〇歳くらいの団塊世代の中にも、「この頃どうも忘れっぽくなった」という人が見え始めました。ただ、この世代は、右肩上がりの経済状況の時代に仕事をし、

新しい家族のあり方を模索し、自分の楽しみを見つけたりと、ある程度革新的に生きて来た人が多く、全体的には活動的でもあります。なので、もしかしてそれほど認知症になる人は増えないかも知れない、という気もしています。

ところで、男性と女性は、どちらが認知症になる割合が多いでしょう。印象としては、「おばあさんのほうが多く、おじいさんは少ない」という気がしませんか。

女性の場合は、年齢が上がるとともに認知症も同じ比率で増えていきますが、男性の場合は、ある年齢を超えると認知症になる確率が減るのです。男性は平均寿命が短く、アルツハイマー病などの認知症になる前に、ほかの病気で亡くなってしまう率が高い、ということも関係しているのでしょう。

女性は、閉経によって女性ホルモンのエストロゲンが急激に減るため、そのこともアルツハイマー型認知症の要因の一つになります。男性の場合は、そのリスクがない分、九〇歳くらいまで認知症を発症しないで元気だと、ずっとならずに済む人が多いのです。

テレビや新聞などでときどき、高齢の男性が認知症になった妻の面倒を看ているケースが紹介されています。また、夫に先立たれた認知症の妻が、娘や息子に看てもらっているケースも多く見受けられます。こういった例を見るとやはり、女性は男性より長生きで、年齢に比例して認知症になる確率が高いのだな、と思い知らされます。

しかし、八〇代後半、九〇代ともなれば、何らかの病気が出たり、足腰が弱くなったり、判断力が低下するのは当たり前のこと。認知症もその中の一つと考えられなくもありません。認知症であれ、ほかの病気であれ、平均寿命を超える長生きができたのなら、本人も家族も、人生をまっとうしたと納得できるのではないでしょうか。

問題は、元気でいられるはずの六〇代や七〇代前半で認知症の兆候が現れることです。六五歳まで一生懸命働いて、やっとこれから第三の人生を謳歌しようと思っていた矢先、認知症になってしまった、というのでは残念で仕方ありません。

そういう事態を防ぐにはどうすればいいのか。本書では、認知症の基礎知識とともに、とりわけ食事を中心とした予防法を紹介していきます。


認知症は患者本人や家族だけの問題ではありません。患者数が多くなると、医療や介護保険の費用を圧迫しますし、高齢者施設や介護従事者の不足など、さまざまな問題に波及していきます。国としても真剣に、認知症対策に取り組み始めました。

その一つに、厚生労働省が二〇一二年に発表した「認知症五カ年計画」（通称オレンジプラン）というものがあります。これは、認知症の人に対する理解と見守りを近隣住民に呼びかけ、地域ぐるみでサポートするネットワークを作りましょう、という提案です。

たとえば、町内会などが主体となって開く「認知症カフェ」は、認知症の方やその家族だけではなく、地域のお年寄りや住民などが集い、お茶や音楽、おしゃべりを楽しむ場です。健康や医療をテーマにした講話などもあり、一般の方にとっては、認知症予防のための勉強の場ともなっているそうです。

やはり皆さん、「認知症になってからでは遅い」、「なる前に何とか予防したい」という思いが強いのだと思います。そういった意識の高まりこそが、難しいと言われる認知症の予防を実現するきっかけになるでしょう。まずは関心を持つことが大事だと思います。

では、認知症は果たして予防できるのか、できるとすれば、どんなことが考えられるのか。まず、「認知症とは何か」から見ていきましょう。

## アルツハイマー型認知症は二五年かけて発症する

一般的には、いったん完成された知能が徐々に低下していくことを認知症と呼びます。高齢者の場合は、老年認知症、または老年期の認知症と言いますが、六〇代前半くらいまでに発症する若年認知症もあります。

若年認知症になった人の脳の神経細胞を顕微鏡で見ると、アルツハイマー型認知症（以下＝アルツハイマー病）と同じ病的な細胞が見られます。

アルツハイマー病を誘発する因子としては、運動不足、肥満、高血圧、脂質異常、無呼吸症候群、魚や野菜の摂取不足、歯による咀嚼の不全、喫煙などが挙げられます。しかし、若年認知症の場合は、これといった要因が見当たりません。暴飲暴食をすることはなく、適度な運動もしていたのに、という人でもなってしまうことがあり、原因不明の難病に近いような脳の疾患だと言えるでしょう。

私が診た患者さんでは、四八歳で若年認知症を発症した人がいましたが、原因がわからないだけに、これを予防するのはとても難しいことです。

しかし、老年認知症、なかでも老年のアルツハイマー病であれば、打つ手があります。

なぜなら、アルツハイマー病は長い間、水面下で病気の原因が蓄えられ、二〇～三〇年後に表面化するものだからです。その間、生活習慣を見直し、体にいい食事に切り替えることで、ある程度の予防は可能になります。

アルツハイマー病は、認知症の中でもっとも多く、全体の五割を占めています。次に多いのが脳血管性認知症です。そのほかに、びまん性レビー小体型認知症、前頭側頭型認知症などがあり、クロイツフェルト・ヤコブ病、ハンチントン病、ＨＩＶ脳症（エイズ）など、認知症の原因となる病気は一〇〇以上あると言われています。

アルツハイマー病は、老人斑と呼ばれるアミロイドβタンパクが脳の神経細胞の間に蓄積されて、正常な神経細胞が異常な細胞に変化することで発症する、いわば脳の変性疾患と言えます。ほかのタイプの認知症も、脳の神経細胞の性質が変化して知能が低下していく、という点は同じですが、タイプによって症状の現れ方は違ってきます。

なぜ神経細胞が変化するのかは、神経細胞のＤＮＡが関与しているのではないか、と考えられています。脳の神経細胞のＤＮＡが老化して働きが悪くなると、老化を食い止めることができなくなり、脳は徐々に変性していき、アルツハイマー病を発症するのです。

ここで知っておきたいのは、アルツハイマー病の原因となるアミロイドβタンパクは、年を取れば、誰の脳にでもパラパラと現れ始めるものだということです。ただ、そのたまり方のスピードが異常に速くなって、アミロイドβタンパクがたまりすぎると、発症という段階に進みます。

がんで言えば、誰でも体の中にがん細胞を持っているけれど、健康体であれば免疫力の働きなどで消えていきます。同じように、脳の神経細胞に多少の変化があっても、通常は急に異常な状態になることはありません。しかし、加齢などで脳細胞の変性の進行を抑えることができなくなると、脳は老化の一途を辿ります。

逆に言えば、脳の神経細胞が老化のほうへと進む勢いを抑え込み、アミロイドβタンパクがたまるのをできるだけ遅くすることで、認知症は予防できるかも知れない、ということです。もしくは、完全に抑え込むことはできなくても、発病を先送りにすることができれば、かなり長い年月を元気で過ごすことができるでしょう。

## 認知症の原因となる主な病気

### アルツハイマー型認知症

全体の半数を占める認知症。脳に異常なタンパク質である老人斑（アミロイド

βタンパク）が沈着し、神経細胞が死滅していくために起きる。もの忘れから始まり、ゆっくり進行する。日時、季節、場所の見当がつかなくなり、認識力が低下し、日常生活が困難になっていく。会話が成立しなくなり、尿失禁、歩行困難などが重なると、寝たきり状態へ移行する。

**脳血管性認知症**

脳梗塞や脳出血など、脳の血管が壊れる病気の後遺症として起きる。認知症の症状以外に、尿失禁、言語障害、手足のマヒなどがみられ、脳卒中発作を繰り返しながら、階段状に進行することが珍しくない。六〇代から七〇代の男性に多い病気で、梗塞や出血が起こった場所やその大きさによって症状が異なる。

**びまん性レビー小体型認知症**

脳の中にレビー小体と呼ばれる異常なタンパク質がたまり、脳全体に広がっていく。ありありとした幻覚が出てくることがよくある。進行すると筋肉のこわばり、手足の震え、緩慢な動作など、パーキンソン病と似た症状、意識が遠のくなどの症状や頻尿、めまいなど様々な症状が多彩に出現することが多い。

**前頭側頭型認知症**

萎縮が前頭葉と側頭葉に強く出る。初期に、もの忘れのような記憶障害が見られないことが多い。社会的なルールを無視した行動や、自己中心的な言動が見られる。食べ物の好みや行動ががらりと変わり、別人になったように見えることがある。人格変化をきたすピック病もここに分類される。

**嗜銀（しぎん）顆粒性認知症**

嗜銀顆粒が脳内に沈着する。高齢発症で進行は比較的ゆっくり。遂行機能が比較的保たれる。怒りやすい、頑固、自発性低下など前頭側頭型認知症と共通の症状を示す。アセチルコリンを増やすタイプの薬は無効。

## 認知症予防の視点は五つ

では、認知症はいつから予防すればいいのでしょう。アルツハイマー病について言えば、その原因となるアミロイドβタンパクは、発病する二〇~三〇年前から少しずつたまっていくものですから、七〇歳で発病するとすれば、四〇歳くらいからアミロイドβタンパクがたまらないような、そして、脳の老化を遅らせるようなことをしていけばいいのです。

けれども、四〇代、五〇代のうちから認知症の予防をしましょう、といってもなかなか実行できないもの。せめて、生活習慣を見直し、食事(栄養)に気をつけて、運動を心がけることは若いうちから、できれば三〇代からやっておきたいことです。

私のクリニックでは患者さんに、認知症の予防、老化の予防をするには、五つの視点を持つことが大切だと話しています。その五つとは、運動、栄養、ストレスのない心、脳のトレーニング、医療(検査)です。

一つめの運動は、有酸素運動、筋力アップ、柔軟性運動(ストレッチ)を組み合わせるのが理想です。

有酸素運動は、十分な呼吸で酸素を取り入れながら行うことで心拍数を上げ、体全体の血流を促すもの。脳への血流も増え、脳が活性化します。早歩きや水泳、エアロビクスなどがこれに当たります。そんなにハードな運動ができないという人は、早歩きとゆっくり歩きを交互にやるといいでしょう。

筋肉トレーニング（以下＝筋トレ）で筋力をアップすることも、転倒防止や健康維持に欠かせません。一般の人には腹筋やスクワットが適しており、できる範囲で筋肉をギューッと引き締めながら行うと効果的です。

筋トレで筋肉に負荷をかけたら、ストレッチで十分にほぐしてあげる必要があります。体が硬くなると手足の動きがスムーズにいかなくなり、生活に支障をきたします。

筋トレは一日おきくらいでいいのですが、ストレッチは毎日の習慣にしたいもの。体を柔軟にして体の細胞を活性化させれば、脳の働きも活性化します。

八〇代になってからは無理かも知れませんが、六〇代までは十分できます。私は、場合によっては、八〇代の人にも筋トレをすすめることがあります。八六歳でうつ病の患者さんでしたが、壁の前に立ち、ゆっくりでいいから上下運動をするように言いました。運動はうつ病にも効果があるのです。立ったままお腹をキュッキュッと引き締める「立ち腹筋」も高齢者が無理なくできる筋トレです。

運動をする際、自らのリンパの流れも意識して、首の下、わきの下、股関節まわり、膝の裏、足首の五か所をしっかりもんで、それから筋トレすることも心がけてください。最初は少しずつゆっくり行い、毎日の運動を習慣化する。これがポイントです。

二つめの食事の栄養については、2章、3章で詳しく述べていきますが、野菜と魚が不足しないようにし、バランスのよい食事を適量食べるようにします。

三つめは、ストレスから解放される心を持つこと。ものごとをネガティブにばかり捉えないで、前向きな考えができるような訓練が必要です。会社勤めをしていると難しいことですが、自分の考えを持ち、周囲の雰囲気に飲み込まれないようにしましょう。自分はどうしたいか、自分にとって何が大切かを中心に考え、嫌なことは断る勇気を持ちたいものです。

シニア世代の方は、夢中になれる趣味や生きがいになることを見つけ、いきいきと過ごせる時間を増やすことが大事です。ボランティアなど使命感が持てる社会活動をするのもいいと思います。多少のストレスがあっても、それに勝てる強い心を養いましょう。

四つめは、脳のトレーニング（以下＝脳トレ）です。楽しくリラックスしてやれる脳トレで脳が活性化されれば、こんなにいいことはありません。

最近、介護施設で始まった「カジノ型」デイサービスが話題になっています。カジノといえば、お金を賭けてゲームをする場所ですが、介護サービスですからお金は賭けません。お金の代わりに疑似通貨を渡し、数を競うところはあるそうですが、換金はできません。埼玉県の事例では、マージャンやトランプのブラックジャックをやることで、記憶力がよくなったという報告があります。各地に広まっているようですから、やはり効果があるのでしょう。仲間に声をかけたり、かけられたりするのも、気分が晴れ晴れとします。

この頃は、地域の教室や公民館などでも、健康マージャン講座が開かれています。初歩的なルールから教えてくれるし、ゲームを楽しみながら脳トレができるので、大人気だそうです。楽しくリラックスしてやれる、そして軽く戦闘的でもあるところが、脳に適度な刺激を与え、意欲がかき立てられるのでしょう。

私のクリニックにみえた九三歳の方は、アルツハイマー病の初期ではありましたが、よくぞ九三歳まで発病せずに元気でいられたものだと感心していたところ、俳句を詠まれると聞き、納得しました。俳句は季語を覚えたり、言葉をひねり出したり、すごく頭を使います。さらに、そこに仲間がいて人との交流ができれば、脳も気持ちも若返ります。

五つめが医療（検査）です。認知症になりかかっていたとしても、早期に発見し、早期に対策を講じれば、認知症の進行をくい止めることができます。

日常生活に支障はないけれど、この頃しょっちゅうもの忘れをする、忘れていることを子どもに指摘される、というようなことがあれば、早めに専門機関を受診しましょう。

専門機関としては「もの忘れ外来」や「認知症外来」がありますが、まず、私のクリニックのように「精神・神経科」のある病院で診てもらうのもいいと思います。

本来は、「もの忘れ外来」は忘れっぽくなったという自覚のある人が自分で受診に来るところ、認知症の程度はどうであれ家族が連れて行くところを「認知症外来」と、区別していましたが、この頃はどちらも「もの忘れ外来」と呼ぶことが多いようです。

ある大学病院では、自発的に「もの忘れ外来」に来る人のおよそ六〇～六五％は正常の範囲で、三〇％が軽度認知障害の人、五～一〇％がアルツハイマー病の初期だそうです。もの忘れを自覚しているうちは、それほど認知症が進行している人はいないということなのでしょう。自覚のあるうちに受診し、意識を高めて予防に力を入れるということが、何をおいても大事なのです。

**認知症予防・老化の予防〈5つの視点〉**

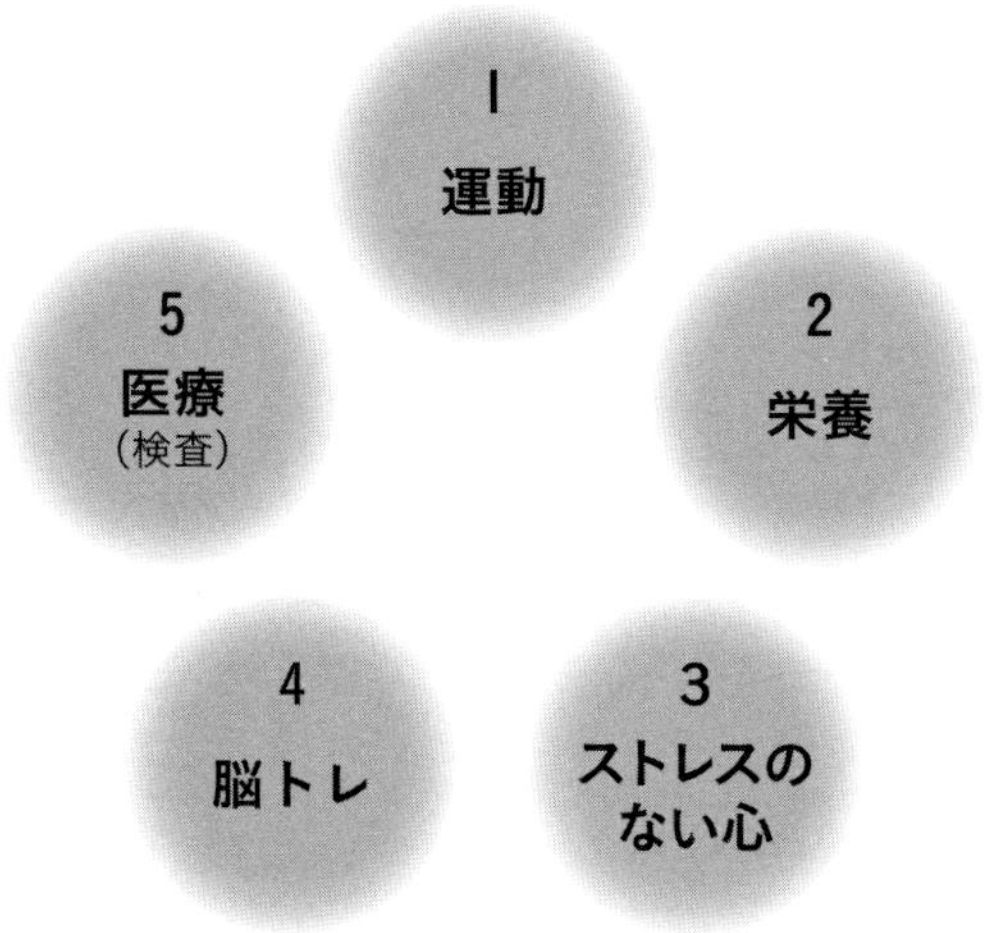


**〈 その他　生活上の工夫 〉**

○禁煙
○短時間の昼寝で休息を
○規則正しい就寝…1日7時間の睡眠
○よく噛む…歯磨きをしっかり行う

次に、認知症の危険度をチェックするための項目を挙げてみましたので、セルフチェックしてみてください。

## 認知症の危険度セルフチェック項目

□この頃、もの忘れがひどいと思う
□頻繁に置き忘れや探し物をする
□何かしようと思っても、何をしようとしたのか、すぐに忘れてしまう
□おっくうで、何事もやる気が起きない
□覚えていたはずの漢字が書けないことがよくある
□家電製品やスイッチの操作にまごつくことが多い
□会話で、言葉がすらすら出てこない
□新聞を読むことが以前より少なくなった

(須貝佑一著『朝夕15分　死ぬまでボケない頭をつくる!』より)

この中で四つ以上該当するようなら要注意です。ただし、該当する項目が多くても、もの忘れを自覚して自発的に受診するような人は、あまり問題ありません。認知症の人は、もの忘れをする、という自覚がほとんどないからです。

家族と一緒にチェックしてみて、なお該当項目が多い場合は、専門機関の受診をおすすめします。放っておけば、数年から一〇年くらいの間に認知症へと進んでしまいますが、何らかの取り組みをすることで、Uターンできる可能性もあるのです。

そのUターンできる余力のある範囲が、軽度認知障害です。

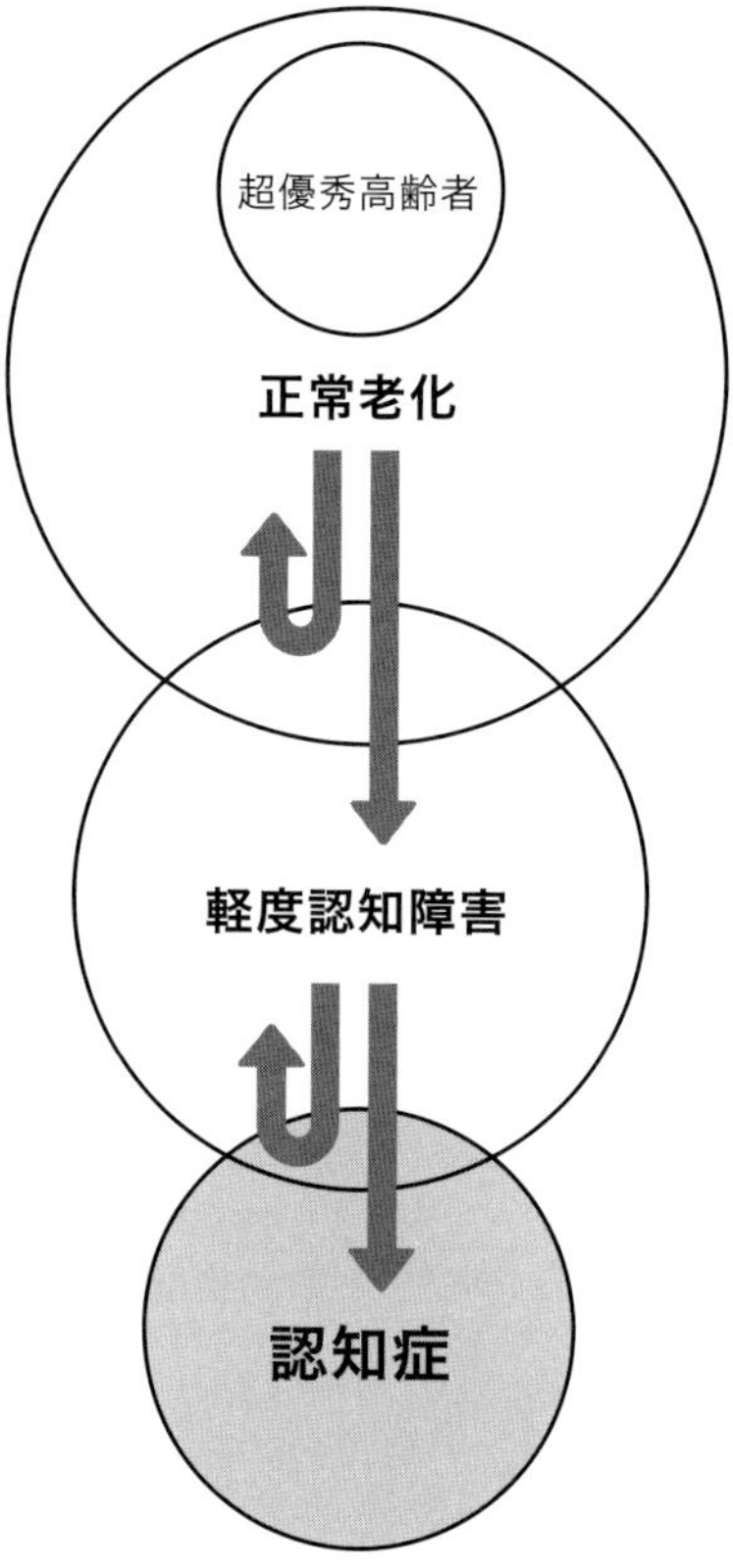


正常老化と認知症の間に軽度認知障害がある

## 軽度認知障害のうちなら引き返せる

軽度認知障害というのは、正常な老化の範囲と病的な認知症の間にある段階です。日常生活には支障ないけれど、細かいことを忘れやすく、面倒くさがる時期です。記憶違いや勘違いがときどき起きてきます。同時に二つのことができなかったり、企画や計画が苦手になり、約束を忘れたりもし、新しいことをするのもおっくうになり、認知症への不安が高まります。

しかし、この段階で手を打つことで、元の状態に戻れる人もいます。すべての人がうまくいくという確証はありませんが、実際に、軽度認知障害だと診断された人が、いろいろな方法で正常な範囲に戻っている例が少なくありません。

その取り組みとは、どんなことでしょう。東京・杉並区にある浴風会病院の認知症研究研修センターで、軽度認知障害の人が元に戻っている例を調べてみると、ダンスをしたり、将棋を指したり、頭を使って行動的なことをやっている人に、効果が見られたそうです。

脳細胞にまだよみがえる余地があるのかも知れません。手っ取り早い取り組みは運動です。前項で述べたように、認知症の予防には、脈を上げる運動がよく、心拍数を増やすような有酸素運動が効果的です。この段階で有酸素運動をしっかりやれば、脳の記憶を司る海馬《かいば》に新しい神経細胞が生まれるのではないかという、ネズミの実験を元にした説もあります。まだよみがえる段階なのに、そこで「運動は苦手だからしない」「人と何かやるのは嫌だ」というのであれば、認知症への道をまっしぐらに進むことになります。

自分に向いている有酸素運動はどんなものか、常々研究しておきましょう。ウォーキングが好きではないのなら、少しハードな体操をしてみるとか、家の中でもできる体操で、腹式呼吸を伴い、酸素をたくさん取り込めるような方法を見つけるなど、工夫しましょう。生活習慣の中に運動を取り入れることが、有効な手段になります。

また、記憶の能力は年齢とともに落ちてくるものですから、忘れないようにメモをするとか、今日あったことを書いておくなど、記憶が定着する努力が必要です。

実際に、現役で仕事をしていて軽度認知障害と診断された人が、約束時間に遅れないように目立つ所にメモを貼ったり、面会する人の名前や仕事の段取りを細かくノートにつけることで、定年退職するまでを乗り切った例もあります。

こういった地道な努力が、初期の認知症を食い止める手立てにもなります。

要は、面倒くさがらずに努力することです。認知症が進むと、努力しようとも思わなくなります。自覚したときに、身近なところでやり続けられることを、まずやりましょう。
ただ、一つ気になるのは、高齢者同士集まって何かをするのが嫌だという人がいること
です。高齢者の仲間入りをしたくない、というプライドがあるのでしょう。プライドが認知症予防の邪魔になることもあります。

年を取ることは決して恥ずかしいことではなく、むしろ、いい年を取る美学を追究する術を、元気なうちから考えておきたいものです。アンチエイジングも過度にやりすぎると、年を取ることや、高齢者を否定する価値観に支配されたりする危険性があります。

誰しも年を取り、体は衰えていきますが、いい年の取り方をしていると、おのずと心の健康がついてきます。身も心も健康的な高齢者になることを目指していれば、たとえアルツハイマー病になったとしても幸せでいられます。心の健康がその人の性格となって表れるからです。

たとえば、高齢者施設でおやつにお菓子が出てきたら、ヘルパーさんに「あんたも半分食べんか？」と、実際には食べられないとわかっていても、分けてあげようとするような穏やかで思いやりのある心を持ち、にこにこと笑顔で、感謝の言葉が自然に言えるような、そんなおじいさん、おばあさんになれたら、周りの人も幸せな気持ちになれると思いませんか？

## 認知症に気づくきっかけは記憶障害

認知症は早期に手を打つことが大事だという話と、自分で自分の変化に気づいて対処していく方法を述べてきましたが、本人に自覚がない場合はどうしたらいいのでしょう。家族がおかしいなと思って病院での受診をすすめても、本人は認知症だとも病気だとも思っていないので、なぜ病院に行かなくてはならないのか理解できないし、無理に連れて行こうとすると非常に嫌がります。そんな場合は、家族が悩みながらも何とかするしかありません。では、家族が認知症を疑うきっかけになるのは、どんなことからでしょう。

アルツハイマー病はもの忘れ、つまり記憶障害から始まります。*

＊初期には記憶障害が見られなかったり、精神症状はあっても記憶力はさほど衰えない認知症もある。

記憶障害には、エピソード記憶障害と手続き記憶障害の二つがあります。

「三か月前にAさんと温泉に行ったよね、楽しかったね」という話をしたときに、「行ったたっけ?」と、行ったこと自体を忘れているのが、エピソード記憶障害です。

「温泉卵を食べたじゃない」などと、いろいろなできごとを話しているうちに、「ああ、そうだった」と思い出してくれるうちはまだいいのですが、話を合わせて頷いているだけのこともあります。そういうことを繰り返しているうちに、やっぱりおかしいと気づきます。

エピソード記憶障害は、あるできごとの記憶がそっくり抜け落ちるので、割合、異常に気づきやすいと言えます。しかし、手続き記憶障害のほうは、注意して見ていないと気づきにくいものです。

手続き記憶は、ワーキングメモリーとも呼ばれるように、洗濯や料理など普段やっている動作の記憶なので、もの忘れが始まっても、習慣で自然に手足が動きます。

それでも、よく観察していると、細かいことがわからなくなっています。電子レンジはどこを触れば作動するのか、ガスコンロはどこを回せば点くのかなど、これまでできていた機器の操作ができず、不安になってきます。失敗が重なると、操作するのが面倒くさくなって、料理を作るより買ったほうが早いとなり、楽なほうへと流れていきます。

子どもから親を見て、最近、料理の味が変わったとか、簡単なものになった、品数が減ったというような変化に気づいたら、危険信号だと思って間違いないでしょう。

また、おかしさを指摘されても、つじつまを合わせるのが上手で、同じ品物がたくさんストックしてあることを問うと、「特売品があったから買った」などと説明します。一瞬、「そうか」と納得しがちですが、買ったこと自体を忘れて、毎回買い足したとも考えられます。

このように、言い訳を考えつつも本人は、一瞬一瞬はとても不安になっています。娘にすぐ電話をかけたり、何度も同じ内容の電話をしたりします。

診察のときに、患者さん本人に「しょっちゅうお嫁さんに電話をしますか?」と聞くと、「嫁も忙しいので迷惑をかけちゃいけないので、なるべくしないようにしています」などと、立派な答えが返ってきます。お嫁さんは後ろで首を横に振っているのですが。

診察室には見守る人が複数いるので、不安感がないのでしょう。介護保険の認定調査のときに、しっかりした受け答えができるのも、自分はまだまだ元気で、迷惑をかけていないぞという緊張感があったり、たくさんの人の前では集中力が増すからでしょう。

六〇代、七〇代前半で軽度認知障害と診断された人は、「今のうちになんとかしなくては」という危機感があり、取り組み方も真剣です。まだ先の人生は二〇年も三〇年もあると思うからでしょう。しかし、八〇歳以上になると、「老い先短いのに、今さら生活を変えてもどうにもならない」などど、投げやりになったり開き直ったりする人もいます。そういう親御さんに困り果てている家族を数多く見てきました。

確かに、八〇歳から食事を変えるのは難しいことです。九〇代の人に、有酸素運動やマージャンを一から始めさせるのは、無理があります。

それでも、できるだけ長く頭がしっかりしていてほしいと家族が思うのであれば、一緒に自然の中を散歩したり、楽しいと思える場所につれて行ったりするのがよいでしょう。できるだけ穏やかに暮らせるようにサポートしてあげることも大事です。

## 認知症の薬はない。診断されたら次の手を考える

認知症と診断されたら、投薬などの治療を受けるのですか？　と質問されることがあります。しかし、残念ながら認知症を治す薬は今のところありません。進行を遅らせると言われている薬も、神経細胞が変性するのを止めるのではなく、神経細胞が変性した結果、足りなくなるアセチルコリンを増やすだけなのです。

認知症の周辺症状が出ていて、本人が悩んでいたり、周囲の人が困っているような場合には、対処療法のための薬を出すことはあります。ボーッとしてまったくやる気がないとか、うつうつとしている人には、活発になる薬を飲んでもらいます。

しかし、怒りっぽくなった人や徘徊が始まった人には、元気の出る薬は逆効果です。イライラするような人には落ち着く漢方薬を処方します。本人は好んでパニックになっているわけではなく、思わぬ事態に直面して混乱し、葛藤している表れなのです。漢方薬を飲んで少し落ち着けば、捜し物が減ったりもします。

そういう意味で、専門機関を受診することはとても大事です。家族も病名がわかっただけで納得して、患者に対する接し方が変わってきます。今まで叱責してばかりいた娘や息

子が、少し客観的な目で認知症の親を見ることができるようになることもあります。

医師は家族に患者の状況をきちんと説明し、理解してもらい、「もとに戻ってもらいたい」から、「親を支える」というスタンスに変えてもらいます。そうすることで、一緒に次の作戦を立てることができるからです。

次の手としては、家族だけで抱え込まないで、デイサービスや訪問リハビリ・訪問看護を利用するなど人の手を借りることを考えましょう。介護保険制度をまだ利用していなければ、申請をして介護度の認定調査を受け、介護度に応じたサービスを受けることをおすすめします。

ヘルパーに入ってもらうだけでも家族は楽になるし、デイサービスに行くのは認知症患者にとってもいいことです。認知症になると生活の幅がどんどん狭くなるので、デイサービスという居場所を作り、活動範囲を広げてあげるのです。そういうところで人と接し、楽しいひとときを過ごすことも認知症の進行を抑える一つの手立てになります。

## 誰でもいずれは「お一人さま」になる

日本は昔から、親子が一緒に住むのが当たり前だとされてきました。それが今でも慣習として残っており、家庭内で問題を解決しようとする人が多いようです。歴史的にそういう文化が続いてきたのは、それなりのよさもあったからだと思います。

しかし、これからの日本はますます高齢化が進み、誰もがいずれは「お一人さま」にならざるを得なくなるでしょう。

一方、海外に目を転じてみると、親と子は別世帯と考える国も多いのです。たとえば、デンマークでは成人した子どもとは、絶対に一緒には住まないそうです。たとえ子どもに精神障害や身体障害があっても同居はしない、そういう文化なのでしょう。

日本では、そこまで厳格な人は少数派でしょうが、少子高齢社会になることは避けられません。結婚しなくても親がいれば二人で住む人もいますが、親が亡くなり、子どもがいないとなれば、一人になります。結婚していても、子どもが独立し、夫婦のうちどちらかが亡くなれば一人残されてしまいます。とくに女性は寿命が長い分、その可能性が高いのです。これから高齢者になる人は一人世帯になることを覚悟しなくてはなりません。

そんな私たちがやるべきことは、一人でいかに元気で暮らすかを考え、対策を立てることです。一人暮らしをしていると、認知症になっても自分では気づきにくいので、誰かに教えてもらわなくてはいけない。内臓の病気は健診でわかるけれど、認知症は難しいから、もの忘れの自覚があれば、もの忘れ外来に一年に一回行くようにしようか、などと。

私はそんな事態に備えるには、友だちをたくさん作っておくしかないと思っています。「私のようすがおかしくなったら、病院に一緒に行こうと言ってね」と頼んでおけるような友だちが必要です。おすすめなのは、いろいろなサークルに入っておくこと。歌でも体操でも趣味でもなんでもいいのです。そこで気の合う人を見つけるのもいいし、体操やゲームで脳を活性化させれば、認知症の予防にもなります。

自治体のほうでも孤独死の問題が浮上したため、いかに一人高齢者をコミュニティーから孤立させないようにするか考え、さまざまなイベントやサークルを用意しています。そういったものを利用すれば、一人でも、人の目がある中で暮らすことができ、いざというときのセーフティーネットにもなるでしょう。

## 認知症機能に関係する因子

**高リスク**

遺伝子
肥満、メタボリックシンドローム、糖尿病
運動不足
うつ、慢性ストレス
肉食、高脂肪食
喫煙
視力、聴力低下
歯数が少ない

**低リスク**

認知刺激
適度運動
野菜の摂取
魚（オメガ３系脂肪酸）の摂取
和食、地中海食
レジャー活動
短い昼寝と十分な睡眠
赤ワイン（少量）

Chapter 2

# 脳は食べ物に影響を受ける

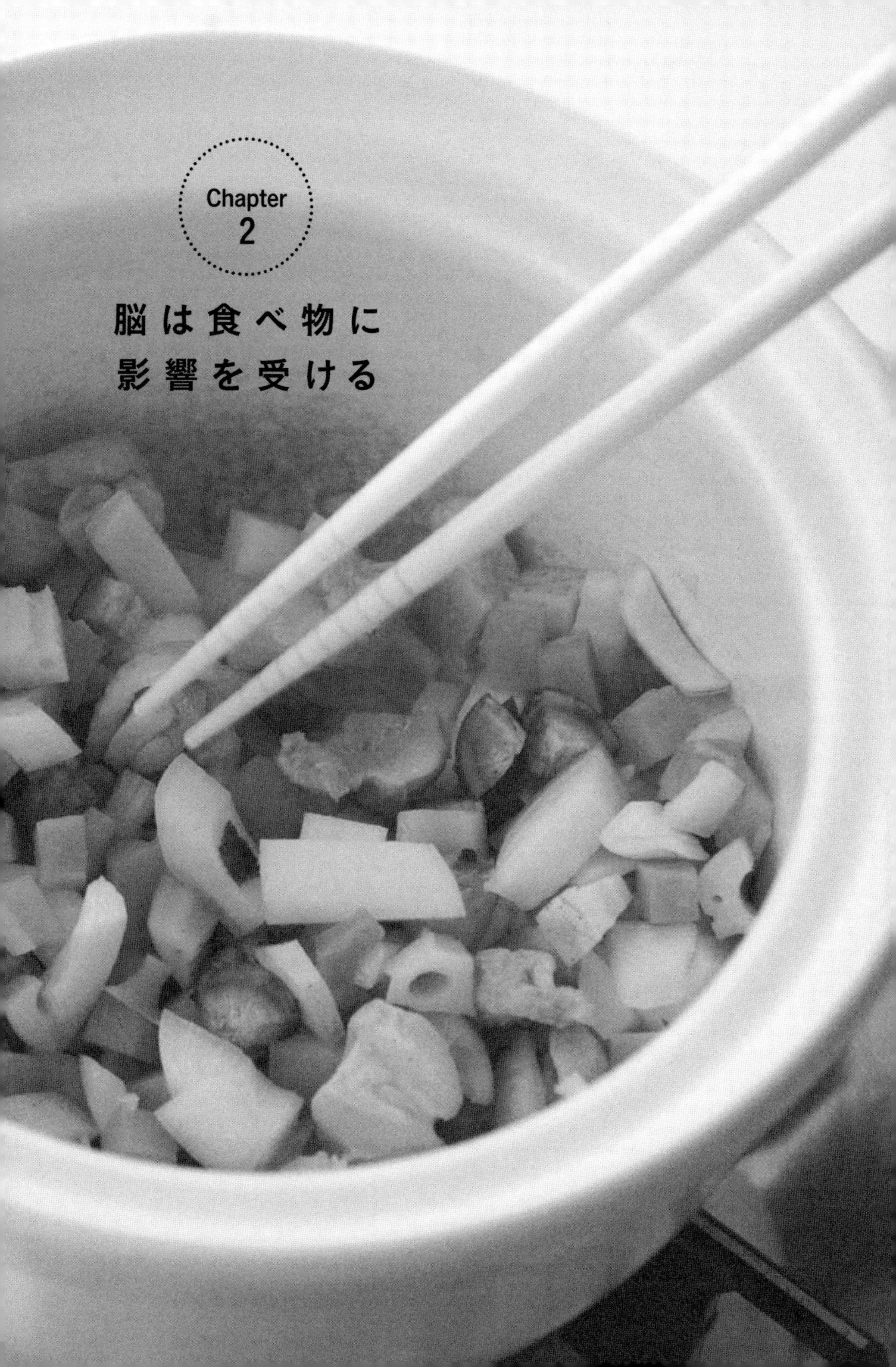

## 脳は脂肪とタンパク質でできている

脳トレや運動が脳の働きをよくする、というのは比較的わかりやすいのですが、食事が脳にどんな影響を及ぼすかは、あまりイメージできないのではないでしょうか。

脳の構成成分を見てみると、脂質が約六〇%、タンパク質が約四〇%となっており、脂質の内訳は、コレステロールが約五〇%、リン脂質が約二五%、DHA（ドコサヘキサエン酸）が約二五%です。コレステロールは神経細胞の軸索《じくさく》という部分（神経細胞を守っている絶縁体のようなもの）の成分です。こうして見ると、脳も食べ物の成分でできていることがわかります。

DHAをたくさん摂ると頭がよくなると言われるのは、DHAが脳によい栄養素だから、という理由のほかに、DHAは直接、脳細胞に運ばれる性質を持っているからです。DHAは青魚に含まれる油脂の仲間で、食べ物としてすぐれた働きを持っています。そして、油脂は全般的に直接、脳に運ばれます。

しかしそれは例外と言ってもよく、ほかの栄養素は直接、脳にいかないようになってい

**脳の構成成分**

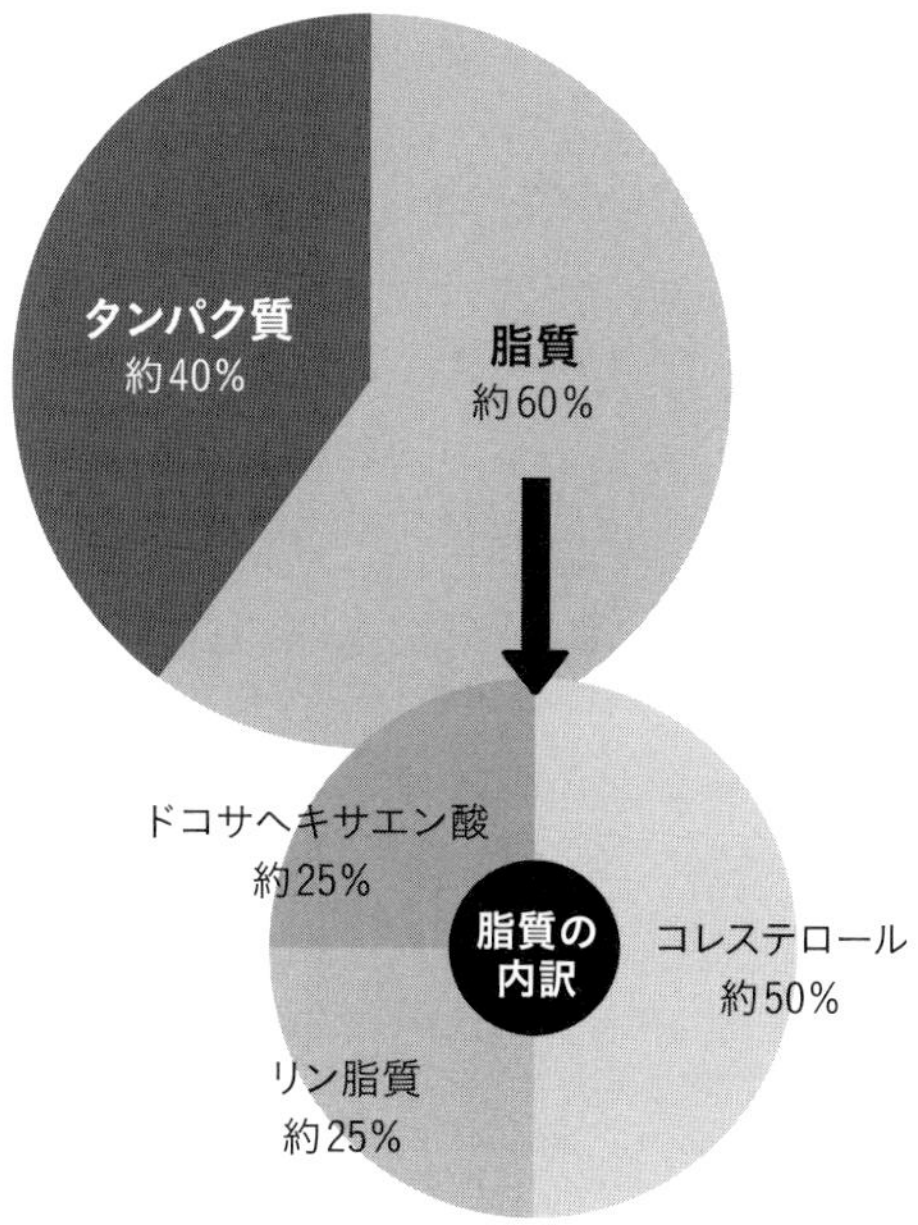


ます。脳には血液脳関門《かんもん》（脳毛細《もうさい》血管《けっかん》内《ない》皮《ひ》細胞）というものがあって、たいていの栄養素などの物質は、そこを通過できないのです。血液脳関門を通り抜けることができるのは、酸素や一酸化炭素、二酸化炭素など、分子がごく小さいものです。一酸化炭素を吸うとすぐに一酸化炭素中毒になって倒れるのは、そのためです。

脳の成分には、チョコレートに多く含まれるレシチンがありますが、だからといって、チョコレートを食べたらすぐに脳がよく働くかと言えば、そうはいきません。栄養素は体の中で代謝し、血液に吸収されて脳へも運ばれますが、脳の中では異なるメカニズムで、脳の成分に合成されます。

ＤＨＡは脳によい栄養素だと言いましたが、何しろ脳の成分の約六〇%は脂質ですから、脳にはＤＨＡのような質のよい油脂が必要です。よくない油脂を摂り続けていると、長い間に脳の神経細胞を作る膜が劣化していきます。

また、人間の体のすべての細胞には細胞膜があり、この膜のところにリン脂質がありま す。この脂質が飽和脂肪酸と不飽和脂肪酸とでは、差が出てきます。あとの「抗硬化」のところで詳しく述べますが、大雑把に言えば、不飽和脂肪酸は細胞をやわらかくし、飽和脂肪酸は硬くするイメージです。飽和脂肪酸が多くなると、血管の細胞が硬くなり、動脈硬化などを起こしやすくなります。

飽和脂肪酸は、ラードやバター、牛脂など動物性の脂に多く含まれ、常温では固まるのが特徴です。不飽和脂肪酸は、植物性の油や青魚に多く含まれており、常温で固まりにくく、体内にも液体のまま取り込まれます。不飽和脂肪酸と飽和脂肪酸は、ちょうどいい比率で摂るのがよいとされています。

注意すべきは、工場で作られる植物油の加工品には、トランス脂肪酸といって、体内で酸化しやすく、細胞にダメージを与える成分が含まれていることです。学校給食で長年使われてきたマーガリン、市販のパンやスナック菓子に含まれるショートニングなどがそうです。トランス脂肪酸は一日二グラムまでに抑えたいので、市販のお菓子類は、なるべく減らすようにしましょう。

アメリカの食品医療品局（ＦＤＡ）は、二〇一八年以降、トランス脂肪酸の発生源となる油の食品への使用を原則禁止する、と発表しました。

カロリーハーフやコレステロール値を下げるとされる油も、自然な油ではない成分が含まれる可能性があるので、避けたほうがいいと思います。コレステロール値は下がっても、体内でうまく代謝できず、肝臓に負担をかける恐れがあるからです。

## タンパク質は脳に必要なアミノ酸を作る

脳の構成成分の四〇％を占めるタンパク質も非常に大事です。タンパク質を組成しているのは、メチオニン、チロシン、トリプトファンなどの二〇種類のアミノ酸ですが、これらは日々、合成と分解を繰り返しているため、毎日アミノ酸を摂る必要があります。

二〇種類のうち九種類は体内で合成することができないので、食べ物から摂取するしかありません。これを必須アミノ酸と言います。よく「良質のタンパク質を摂りましょう」と言われますが、この必須アミノ酸をバランスよく含む食品、牛乳、卵、大豆、肉、魚が良質だとされています。ただし、肉類には脂質を多く含むものがあります。

アミノ酸の中には、セリンやチロシンなど脳細胞の活性化や記憶力の向上に効果のあるものや、トリプトファンやフェニルアラニンのような精神を安定させる働きのあるものもあり、うつ病の改善に使われたりします。

私のクリニックにみえる患者さんの中には、仕事がハードなために身も心も疲労困憊という、若い女性が少なくありません。彼女たちに食事日誌をつけてもらい、見せてもらうと、圧倒的にタンパク質が足りないことに気づきます。朝はパンを食べ、昼はうどん、夜はコンビニ弁当にアイスクリームという一日があったりするのです。

これでは肉や魚、野菜が摂れないので、タンパク質もビタミンも足りません。タンパク質が足りないと、脳に必要なアミノ酸を作ることができません。たまに鶏の唐揚げなど、肉を食べているのですが、魚や大豆・大豆製品はほとんど食べていません。タンパク質は、動物性と植物性のどちらも必要な栄養素です。

また、うつ病にはアミノ酸のバランスが悪いとなりやすい、というリスクファクターがあり、そのリスクは通常の一・四〜一・五倍です。そして、若い頃にうつ病になったことのある人は、認知症になりやすい傾向があります。ですから、うつ病の既往歴がある人は、誰よりも認知症の予防に関心を持ってほしいのです。

うつ病に効果のある、脳の働きを活性化したり精神を安定させるアミノ酸は、認知症予防にも効果があると考えられています。このことからも、アミノ酸を作るタンパク質を毎日の食事に取り入れる必要性がわかります。ただし、脂肪の多い牛肉や豚肉を食べ過ぎると、生活習慣病や認知症リスクを高めることになりかねないので気をつけてください。

## 糖質制限、偏食は病気のリスクを高める

最近、糖質（炭水化物）の摂取を制限して体重を落とす、糖質制限ダイエットが話題になっていますが、「穀類やいも類を食べない代わりに肉を食べるといいですよ」と言われると、節食のストレスを発散させようとして、肉の揚げものに手が伸びてしまいます。揚げものはカロリーが高いし、肉の脂は飽和脂肪酸ですから、これを摂り過ぎると、動脈硬化の原因になり、脳梗塞や心筋梗塞につながってしまいます。

糖質制限ダイエットは、糖尿病や肥満症の人が治療のために行うもの。標準体重の範囲内で、健康だと感じているのであれば、糖質を制限することには注意が必要です。体型を気にするのであれば、運動で筋肉をつけ、脂肪を減らすほうがいいと思います。

私が診た患者さんの中で、アルツハイマー病のほか、糖尿病や白内障を患い、そのほかにもいろいろな病気を抱えている人がいました。その人の食事はと言えば、驚くほど極端な偏食でした。食事の摂り方を知らないというのか、甘い物など好きな物だけを食べ、嫌いな物は一切食べないのです。こういう人は、病気になるべくしてなったと思われても仕

方がありません。

アルツハイマー病になっている人で、コレステロール値が高い人や脂質異常症を持っている人は、案外多いような気がします。アルツハイマー病などの認知症と生活習慣病はどこかでつながっており、とりわけ食事の内容が、健康に過ごせるか否かを左右する要であることは間違いありません。

つまりは、食事を改善していけば、認知症予防への道が開けてきて、それが同時に、メタボリックシンドロームと呼ばれる糖尿病や脂質異常症、心筋梗塞などの重い病気を未然に防ぐ手立てになる、というわけです。

そこで次に、認知症を予防する食べ物をどう摂るか、という視点から、「抗酸化」「抗硬化」「抗糖化」という考え方を紹介していきます。この三つの「抗」を心がけると、認知症はもちろん、さまざまな病気を食い止める有効な対策となります。

## 認知症予防のための三つの「抗」

認知症の主な原因は、脳細胞が老化することによって起きるものと考えられます。脳細胞の老化を防ぐには、体全体の老化を抑えることが大事です。体の老化に関係する主な要因は、体の細胞の「酸化」「硬化」「糖化」の三つ。これらの進行を抑えることで体全体の老化のスピードを落とすことが、認知症の予防につながります。

つまり、「抗酸化」「抗硬化」「抗糖化」の三つの「抗」が、老化予防と認知症予防のカギを握っていると言えます。

### ●抗酸化

酸化とは、物質が酸素と反応して酸化物となることを言います。金属が酸化すると「さび」を生じることから、細胞の酸化も「さびる」と表現されます。

私たちは空気中に含まれる酸素を利用することで、生命を維持しています。しかし、酸素の一部は不安定で、多くの物質と反応しやすい活性酸素に変化します。具体的には、吸った酸素の二〜三%に相当する酸素が活性酸素になると考えられています。活性酸素はその強力なパワーで体内に入ってきた脂質を酸化させてしまいます。

酸化によって劣化した脂質は過酸化脂質となり、これが体内にたまると、全身の細胞が傷ついてダメージを受け、老化やいろいろな疾患をもたらす原因となります。脳細胞が損傷されると、認知症を発症する恐れも出てきます。活性酸素は体内に侵入してきた細菌などを排除するために必要な物質でもあります。しかし、過剰に活性酸素が生成されると、毒性のある有害物質となり、体内の細胞を酸化させる、というわけです。

活性酸素は加齢によっても増えますが、大気汚染や紫外線、喫煙、飲酒、ストレス、高脂肪食、過剰な運動などの生活習慣も活性酸素を増やす原因となっています。

一方、私たちの体は、酸化から守るために活性酸素の発生を抑えたり、ダメージを受けた細胞を修復・再生しようとします。このような作用を抗酸化と言い、抗酸化作用のある物質を抗酸化物質と呼びます。

この抗酸化作用を強めるのが、老化を防ぐ一つの手段です。そのためには、抗酸化物質をたくさん含む、野菜、海藻、果物などの植物性食品を積極的に食べるようにしましょう。

野菜、海藻、果物には、ビタミンやミネラルが豊富に含まれるほか、ファイトケミカル（植物化学物質）と呼ばれる栄養素が多く含まれています。これらの栄養素は抗酸化作用にすぐれています。また、魚介類の中にもビタミンやミネラルを多く含むものがあります。

## 抗酸化作用のある栄養素と食品

### ビタミン

**○ビタミンC**
キャベツ、ブロッコリー、かぼちゃ、みかん、いちごなど

**○ビタミンE**
アーモンド、アボカド、かぼちゃ、ウナギ、子持ちカレイ、植物油、玄米など

**○ビタミンA**
レバー、ウナギ、アナゴ、アンコウ肝など

**○β−カロテン**（体内でビタミンAに変わる）
人参、かぼちゃ、ほうれん草、春菊、大根葉、モロヘイヤ、のりなど

### ミネラル

**○亜鉛、銅、マンガン、セレン**
大根、ごぼう、れんこんなどの根菜類
のり、ひじき、わかめなどの海藻類
アサリ、シジミなどの貝類

**ファイトケミカル**（植物化学物質）

野菜や果物、スパイス、ナッツ類など、植物性食品の色素や香り、苦味、辛味などに含まれている

○**ポリフェノール類のアントシアニン**／ぶどうの皮、ラズベリー、ブルーベリー
○**クルクミン**／カレースパイスのウコン
○**フラボノイド**／大豆製品
○**セサミン**／ごま
○**リコピン**／トマト
○**アスタキサンチン**／鮭の赤い色素
○**フェルラ酸**／玄米
○**ケルセチン**／玉ねぎ、キヌサヤ、アスパラ、りんご
○**ミレセチン・レスペラトール**／赤ワイン
○**カテキン**／緑茶

ほかに、大豆に含まれるイソフラボン、ごまやアマニに含まれるセサミン・セサモールは、ホルモン促進作用があり、更年期障害を軽くする効果が認められています。

ごぼうやれんこん、なす、ぶどうなど植物の多くは皮の色素成分に抗酸化物質が多く含まれます。なるべく無農薬や減農薬の野菜や果物を手に入れ、皮ごと食べるようにすれば、抗酸化作用が期待できます。

さらに、旬の露地栽培の野菜には、通年供給されるハウス栽培ものより、抗酸化物質がたくさん含まれています。

## ●抗硬化

高脂血症や高血圧、高コレスロールが動脈硬化の要因となり、心筋梗塞や脳梗塞の引き金になることは、よく知られています。動脈硬化とは、動脈の壁に脂質が蓄積することで壁が固くなり、弾力性を失う病変のこと。動脈が硬化することで血管が細くなったり血栓ができたりすると、さまざまな脳血管性の病気や高脂血症を引き起こします。

また、先に述べたように、体の細胞膜にあるリン脂質が硬くなると、血管の細胞膜も硬くなり、脳の神経細胞膜も硬くなります。

老化や認知症を予防するためには、動脈硬化を進ませないことと、神経細胞膜を柔軟にすることが肝心です。そのためには、脂肪酸の摂り方に気をつける必要があります。

とくに、細胞を硬くするトランス脂肪酸をなるべく摂らないようにし、血栓予防に効果があり、認知症リスクを下げるαリノレン酸、DHAを含む食品を摂るようにしましょう。

脂肪酸は、分子構造の炭素と炭素の結びつきに二重結合があるかどうかで、飽和脂肪酸と不飽和脂肪酸に分けられます。さらに不飽和脂肪酸は、単価不飽和脂肪酸と多価不飽和脂肪酸に分けられます。飽和脂肪酸には二重結合がなく、単価不飽和脂肪酸は二重結合が一つ、多価不飽和脂肪酸は二重結合が二つ以上のものです。

多価不飽和脂肪酸は、n－6系（オメガ6系）脂肪酸と、n－3系（オメガ3系）脂肪酸に分けられ、アルツハイマー病の予防にはn－3系脂肪酸が不足しないようにすることが望ましいとされています。

さらに、食用油に高熱処理などの加工を加えて作るトランス脂肪酸もあります。トランス脂肪酸の過剰摂取は、体の細胞や神経細胞膜にダメージを与える恐れがあります。

また、電子レンジで不飽和脂肪酸成分を長時間温めると、飽和化されてしまうことにも注意しましょう。

## 脂肪酸の種類と働き

**脂肪酸**

**不飽和脂肪酸**

### 単価不飽和脂肪酸

オレイン酸

○たくさん摂らなければ問題ない

オリーブ油や菜種油などに多く含まれる

**血栓を予防、認知症リスクを下げる**

※オリーブ油は非加熱のエキストラバージンオイルがよりよい

### 飽和脂肪酸

ステアリン酸、酪酸など

△少なめに摂る

バターやラード（豚の背脂）、牛脂などの動物性脂肪、パーム油やヤシ油などに含まれる

**血栓を促進、認知症リスクを上げる**

※貯蔵エネルギー源。酸化しにくいが、摂り過ぎると動脈硬化から心筋梗塞、脳梗塞を起こしやすく、肥満、糖尿病を促進する

### トランス脂肪酸

×なるべく食べない

マーガリン、ショートニング（スナック菓子、パン、加工食品等に含まれている）

**体内で酸化しやすく、細胞にダメージを与え、認知症リスクを上げる**

## 多価不飽和脂肪酸

**①n-6系（オメガ6系）脂肪酸**
リノール酸、アラキドン酸
△減らしてちょうどいい
コーン油や大豆油、紅花油、ごま油、米糠油などのサラダ油、肉、魚、卵に含まれる
**脳細胞に必須、炎症・血栓を促進、認知症リスクを上げる**（セサミノールを含むごま油は炎症促進の心配はない）

**②n-3系（オメガ3系）脂肪酸**
αリノレン酸
○酸化に注意して積極的に摂る
アマニ油、エゴマ油に含まれる
**脳細胞に必須、炎症・血栓を予防、認知症リスクを下げる**
※加熱に弱いので、非加熱で使う

**③n-3系（オメガ3系）脂肪酸**
EPA、DHA
○酸化に注意して積極的に摂る
＊αリノレン酸は体内でEPA、DHAに変わる
青魚（イワシ、サバ、サンマ、アジ）、赤身魚（マグロ、カツオ、ブリ）、ウナギ、アンコウ肝、ハモ、サワラ、ニシン、鮭、鯛などに含まれる
**脳細胞に必須、炎症・血栓を予防、認知症リスクを下げる**

## トランス脂肪酸とは

天然に存在する不飽和脂肪酸の二重結合部分は、シス型と呼ばれる構造をしている。ところが、食用油を高熱で処理したり、水素を加えて固形状の加工脂を作ったりする際に、一部のシス型二重結合は、トランス型二重結合に変化する。この二重結合を含む不飽和脂肪酸をトランス脂肪酸と呼ぶ。

マーガリンやショートニングなど、トランス脂肪酸が含まれる油脂は、酸化や加熱に対して安定的であり、風味がよく、取扱いもしやすいため、加工食品に広く利用されてきた。しかし、トランス脂肪酸の過剰摂取は、ＬＤＬコレステロール（悪玉）を増やし、ＨＤＬコレステロール（善玉）を減らす。

海外の研究では、トランス脂肪酸摂取が虚血性心疾患（心筋梗塞など）のリスクを高めることが示されている。現時点では、日本人の平均的なトランス脂肪酸摂取量は、安全レベルにあると考えられているが、加工食品を頻繁に摂取する人は、平均値を上回る可能性があるので、なるべく加工食品に頼らない食習慣を身につけることが大切。

## 不飽和脂肪酸、シス型とトランス型の違い

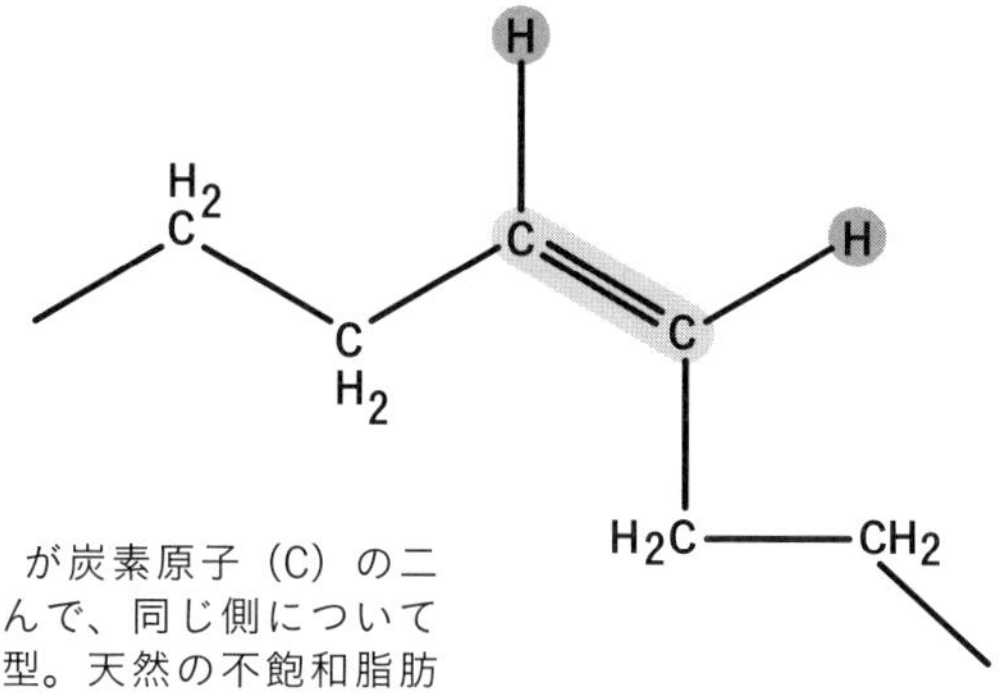


**シス型**

水素原子（H）が炭素原子（C）の二重構造をはさんで、同じ側についているのがシス型。天然の不飽和脂肪酸はこのタイプ。

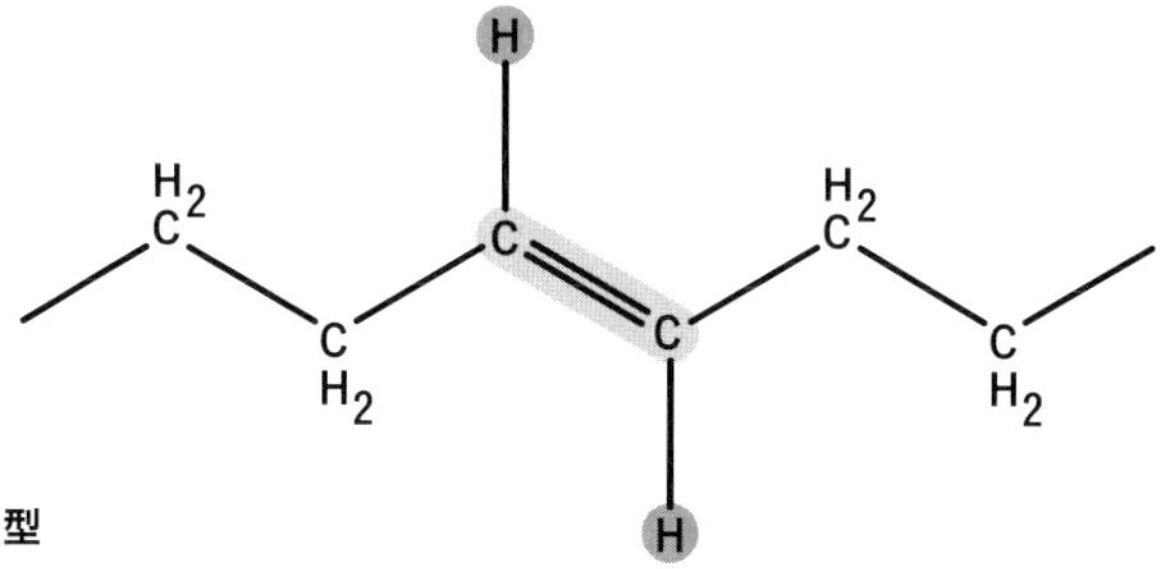


**トランス型**

水素原子（H）が炭素原子（C）の二重構造をはさんで、反対側についているのがトランス型。油を加工する際に分子構造が変化する不飽和脂肪酸で、マーガリンなどに含まれる。

## ●抗糖化

糖化とは、体内の余分な糖がタンパク質と結びついて糖化反応を起こすことです。細胞が酸化することを「さびる」と言うように、細胞が糖化することを「焦げる」と表現することがありますが、これは、食品を加熱すると、食品中の糖分とタンパク質が結びついてこんがり焦げ色がつくのと同じような変化が、体の中でも起こるからです。

糖化反応は、食事を多く摂り過ぎたり、炭水化物や甘い物など糖質の摂取が過剰だったりするときに起こります。糖化反応が起きると、老化促進物であるＡＧＥ（糖化最終生成物）を作り出してしまい、ＡＧＥがたまると、体を構成するタンパク質が本来の役割を果たさなくなります。

糖化を防ぐには、まず、「食べ過ぎない」ということが大事です。そして、「糖質の摂り過ぎ」を自覚している人は、意識的に血糖値を上昇させない食べ方を心がけます。

私たちの体は、食事によって摂取したものが糖になって血液中を流れ、血糖値が上昇するようにできています。糖は生きていくうえでのエネルギー源となる大切なものですが、血糖値の上昇が急激だと、インスリンが過剰に分泌されて糖を分解できない状態となり、余分な糖が糖化反応を起こします。

血糖値を急激に上昇させないためには、ＧＩ値がより低い食品を選ぶようにします。

ＧＩ値（グリセミック・インデックス）とは、食品が体内で糖に変わり、血糖値が上昇するスピードを数値化したものです（食品１００g当たり、ブドウ糖を１００とした場合の血糖上昇率）。ＧＩ値が高いものほど血糖値の上昇は速くなり、低いものほど血糖値はゆっくり上がります。

低ＧＩ値の糖質食品としては、玄米（55）*、雑穀米（55）、日本そば（54）、全粒粉パン（50）、全粒粉パスタ（50）、さつまいも（55）、大豆（30）、納豆（33）などが挙げられます。野菜や果物は全般的に低いのですが、じゃがいも（90）や人参（80）は高めです。魚や肉、乳製品はタンパク質が多く、糖質は少ないので、低めです。＊（）内はＧＩ値

したがって、同じごはんを食べるにしても、白米（81）より玄米や雑穀米にする、めん類であればうどん（85）より日本そばや全粒粉パスタにする、というように、より低ＧＩ値の食品を選んで食べれば、血糖値が上がるスピードを抑えることができるのです。

食べる順番も意識し、ＧＩ値の低い野菜から食べ、次にタンパク質を多く含む肉や魚などを食べて、炭水化物のごはんやめん類は最後にします。ＧＩ値の高い食品を続けて食べないようにすることもポイントです。

また、野菜の中でも緑の葉野菜をたくさん食べるようにし、糖化を促してしまう加工食品、加熱しすぎた食品は摂り過ぎないように注意します。

できたら、食後一時間くらいの間に、一五分のウォークキングと軽い筋トレをやると、代謝がよくなり、糖化を防ぐ効果があります。

なお、最近の知見では、アルツハイマー病の人の脳には、2型糖尿病*に類似した遺伝子異常があることがわかりました。脳内のインスリン抵抗性**およびインスリン・シグナル伝達系の障害が、アミロイドβタンパクなどの蓄積にも関係していることが明らかにされてきています。

*2型糖尿病は、遺伝的に糖尿病になりやすい人が、肥満、運動不足、ストレスなどをきっかけに発病するもので、糖を分解するときに必要なインスリンの分泌が悪くなったりする。

**インスリン抵抗性とは、インスリンがたくさんあっても、働きが悪いために機能しないこと。この状態になると脳の環境が乱れ、アツルハイマー病の原因とされるアミロイドβタンパクが蓄積していくといわれている。

つまり、糖化を防ぐことは、糖尿病の予防はもちろん、アルツハイマー病の予防に効果があるということです。

## 脳によい食材が豊富な地中海料理と日本食

「抗酸化」「抗硬化」「抗糖化」の三つのポイントを理解できたら、次は、それらの「抗」ができるような食事を摂ることが、脳の働きをよくするうえで大事になってきます。では、そのような食事とは、どんなものでしょう。

西欧式食事と地中海式食事を比較した欧米諸国の研究によると、地中海式に準じた食生活を送っている人は、そうでない人に比べて、死亡率が低く、心臓病、がん、アルツハイマー病などの神経変性疾患のリスクが低い、という結果が出たそうです。

地中海式食事とは、ギリシャ、イタリア、スペインなど地中海に面している国の人々が伝統的に食べてきた食事のことです。

地中海料理の特徴は、緑色の葉野菜、魚介類、オリーブ油、果物、ナッツ類、穀類を多用し、少量のワインを飲み、肉類や乳製品はあまり使わないことです。

このことから、地中海式食事がアルツハイマー病から守るのに効果的な理由は、一つの食材や二～三の栄養素に頼らず、いろいろな栄養素をまんべんなく摂っていることがわかります。地中海料理には、脳によい多くの食材が集まり、その栄養素が相乗的に働いているというわけです。

この地中海料理と共通点が多いのが、日本食です。日本人はもともと、欧米諸国に比べると魚介類の摂取量が多く、乳製品や肉類の摂取量は少なく、野菜や果物はたっぷり摂っていました。

しかし、最近は食生活が欧米化し、ファーストフードの普及とともに、日本人の食生活もだいぶ変わってきています。この辺で、少し前の時代に立ち返る必要がありそうです。

毎日の食事では、玄米や五分づき米などの未精白ごはんに、野菜、海藻、きのこ、魚介類、豆類、ごまなどの種子類、少しの果物を中心とした「伝統的な日本食」をおすすめします。

脂分の多い肉や、油をたくさん使う調理法、砂糖をふんだんに使ったデザートなどは、たまにはいいのですが、常食しないようにしたいもの。いわば、昔ながらの「粗食」が体と脳には最も適しているのです。

砂糖を加える場合は、未精白のものを使い、油は生野菜を食べる際に、認知症リスクを下げるオリーブ油やアマニ油をふりかけて食べるようにしましょう。

## 食事以外で脳によいことを心がける

認知症予防には適度な運動が大切なことは、1章でも述べた通りです。ストレッチや筋肉トレーニング、ウォーキングなどは、どんな薬よりも、脳をアルツハイマー病や記憶障害につながるダメージから守るのに効果的です。

そして、もう一つポイントとなるのが「認知の備蓄」です。

亡くなった人の脳を調べてみると、脳は完全にアルツハイマー病の状態になっているのにもかかわらず、認知症を発症していなかった、というケースがたくさんあるようです。

これは、特定のライフスタイルが、認知症の発症を抑えるからだと考えられています。特定のライフスタイルというのは、日々勉強をしたり、社会的な活動をしてネットワークを増やすといった、脳を使う機会の多い生活です。

よく考えて、脳や体によい食品を選び、自分の手で料理して毎日の食卓を調えることも、脳によい刺激を与えます。料理を作ることは、もっとも手軽にできる脳トレです。

こういった脳を使う生活を継続させることによって、脳の余力となる「認知の備蓄」ができていると理解されています。認知の備蓄が多いほど認知症になりにくいのです。

もし、アルツハイマー病が徐々に進行していたとしても、人間には寿命というものがあり、寿命よりも発症が遅ければ、一生、認知症にならずに済むのです。そのためにも、脳に余力を蓄えるようにしたいものです。

**認知症予防のポイントの覚え方**

あれもこれもと、一度に多くのことを覚えられる人はなかなかいません。でも、「3つの言葉」をひとかたまりにすれば覚えやすいと思いませんか。

本書で覚えてほしいのは、認知症予防に大切な「3つ」のこと「運動・栄養・脳トレ」と、老化予防と認知症予防のカギとなる「3つ」のこと「抗酸化・抗硬化・抗糖化」です。

そのほかにも、東洋医学で言われる自分の体の管理をするときに大事な「血・水・気」の流れが滞らないようにすることや、運動前には「リンパ・筋肉・関節」の動きを滑らかにしておくことなども、健康のために覚えておきましょう。

郵 便 は が き

料金受取人払

神田局承認

1831

差出有効期限
平成29年1月
15日まで

101－8791

509

東京都千代田区神田神保町 3-7-1
ニュー九段ビル

# 清流出版株式会社 行

| フリガナ | | 性　別 | | 年齢 |
| --- | --- | --- | --- | --- |
| お名前 | | 1. 男 | 2. 女 | 歳 |
| ご住所 | 〒<br>TEL | | | |
| Eメール<br>アドレス | | | | |

| | |
| --- | --- |
| お務め先<br>または<br>学校名 | |
| 職　種<br>または<br>専門分野 | |
| 購読されている新聞・雑誌 | |

※データは、小社用以外の目的に使用することはありません。

# 365日、玄米で認知症予防
## 脳がよろこぶ、玄米・魚・野菜

ご記入・ご送付頂ければ幸いに存じます。　初版2016・2　**愛読者カード**

❶本書の発売を次の何でお知りになりましたか。
1 新聞広告（紙名　　　　　　　　　　）2 雑誌広告（誌名　　　　　　　　　　）
3 書評、新刊紹介（掲載紙誌名　　　　　　　　　　）
4 書店の店頭で　　5 先生や知人のすすめ　　6 図書館
7 その他（　　　　　　　　　　）

❷お買上げ日・書店名
年　　月　　日　　　市区町村　　　　　書店

❸本書に対するご意見・ご感想をお聞かせください。

❹「こんな本がほしい」「こんな本なら絶対買う」というものがあれば

❺いただいた ご意見・ご感想を新聞・雑誌広告や小社ホームページ上で

(1) 掲載してもよい　　(2) 掲載は困る　　(3) 匿名ならよい

ご愛読・ご記入ありがとうございます。

## ストレスがあると胃腸の調子が悪くなる

精神科、神経科のほかに、心のケアをする診療科として、心療内科があります。心療内科では、体の不調を訴える人の病状を診て、内科的な治療をしつつ、不調の原因となっている心の問題を解決へと導いていきます。

私のクリニックにも、いろいろな体の不調を訴えてくる患者さんが少なくありません。たいていは真面目で断れない性格、周りに合わせようとがんばる人で、若い女性に多く見られます。こういった不調は、精神的なストレスを受け続けることから始まります。

最初に胃が痛みだし、吐き気がするなどの身体的な症状が現れ、そのうちに、電車に乗れなくなった、動悸がする、夜眠れない、悲観的なことを考えて泣いてしまう、というような情緒不安へとエスカレートしていきます。この段階ではまだ不安性障害ですが、このままがまんを続けていると、本当のうつ病になってしまいます。

うつ病に進まないようにするためには、まず仕事を休んでもらい、睡眠改善の治療をします。精神が安定すると、胃腸の調子もよくなります。脳と腸はつながっているからです。

胃の調子が悪いからといって、胃薬を飲んでもよくなるわけはなく、精神的なストレス

（職場）から一時的に離れ、リラックスできる精神状態を作っていき、次に、腸内環境をよくすることを心がけて初めて、心も体も快方に向かいます。

認知症になっていない高齢者を観察してみると、あまりストレスを感じない人のように思えます。たぶん、リラックスの仕方を知っているのでしょう。ストレスを緩和したり、解放させるのが上手な人、つまり、心と脳がやわらかいのだと思います。あるいは、「これが私の限界」というのが見えていて、「それ以上は無理をしない」という英知があるのでしょう。がんばりすぎるとストレス過多になって心と体を壊す、と心得ておくべきです。

脳の健康を保つためには、リラックスの仕方を知っていたり、胃腸のトラブルは早めに手当てをしたりすることが肝心です。そのうえで、腸を鍛える食べ物、繊維質のものをしっかり噛んで食べる、といった食生活を実践していきましょう。

## 腸と脳の関係――脳が変化するには、栄養の蓄積が必要

ここで、なぜ腸の健康が脳の健康に関係してくるのかを説明しましょう。

「認知症は脳の病気」という概念を、「腸」と結びつけて考える場合には、二つの重要な考え方があります。

まず一つ目は、「小腸の一部の細胞や大腸の細胞は、末梢神経から脊髄を通り、大脳へと神経の結びつきがあり、双方が影響し合っているということ」です。

代表的な疾患は過敏性腸症候群です。緊張したらおなかが痛くなるということは誰でも経験したことがあるでしょう。精神的に不安定な時期には嫌な臭いをかいだり、とても嫌な人を見たりすると、むかむかしてきて吐き気がするのも、過敏性腸症候群です。

逆に腸の調子が悪い、食べすぎ、車や船酔いなどでも脳が反応して、めまいや吐き気が起こります。このように脳と腸が影響し合うことを「腸脳相関」といいます。腸と脳が結びついている以上、腸の調子が悪いと脳の働きが悪くなり、脳内の神経細胞内の代謝も悪くなることで、脳内の神経細胞や軸索に病的変化が起きかねません。

二つ目は、腸から各臓器へ栄養を運ぶその臓器の一つに脳があり、血管・筋肉・骨・肝

臓などと同様に「腸からの栄養が脳に大きく影響している」ということがあります。アミノ酸や油、ビタミン、ミネラルは血管を通して腸から脳へと移行します。

大腸の内視鏡による手術の専門家である新谷弘実博士によると、「腸相」というものがあるそうです。「腸相が悪い」とは、「腸壁が厚く硬くなって粘膜にヒダが多発し、内腔も狭い。大腸の壁には憩室《けいしつ》と呼ばれるポケット状のくぼみがあちこちにできていて、停滞した便が残っている」状態。そういった腸は善玉菌が減り、悪玉菌が増え、停滞した便は硫化水素やスカトール、フェノール、アンモニアといった有毒ガスや活性酸素を生じさせます。そして本来腸内細菌によって供給されるビタミン（ビタミンK、ビオチン、葉酸、パントテン酸、ビタミン$B_2$、ビタミン$B_6$、ビタミン$B_{12}$）が産生されにくくなります。

このビタミンはまさしく脳内アミンを作る代謝の過程でなくてはならないもので、これが減少すると、脳の萎縮を招いたり、ドーパミン、ノルアドレナリン、セロトニン、ギャバなどが減少したりして、うつ病を引き起こしてしまいます。うつや不安障害の人はセロトニンという神経伝達物質が不足しているといわれており、セロトニンの前駆体となる物質の産生には腸内細菌の働きが重要となります。うつが続くとアルツハイマー病のリスクを増やしますので、腸内細菌のコンディションをよくしてあげないといけません。

さらに腸には腸内細菌による免疫システムがあり、腸内細菌が作り出す酵素がシステムを支えています。活性酸素も腸内細菌の作り出す抗酸化酵素が取り除いてくれているので、「腸相」をよくしておかないと、栄養素が細胞に届かず、脳に効くとされるものも効果を発揮することができなくなります。腸の環境がよく、腸内細菌がうまく働くと脳細胞はもちろん、体のすべての細胞内のデトックスを促進し、ミトコンドリアがよく働くようになり、細胞を若返らせます。腸相をよくすることが細胞のデトックス効果をあげ、認知症になりにくい細胞を維持していくことになるのです。

体の各臓器の細胞が入れ替わるのに数か月といわれています。それでは、脳の変化には、どのくらいの時間がかかるのでしょうか。そういった実験はなかなか見られませんが、分子生物学の発展により、加齢とともに脳に老人斑を出現するようなトランジェニックマウスが開発されています。池田和彦氏の実験栄養学的研究では、そのマウスを利用したEPA、リノール酸、オレイン酸投与の比較実験において、三か月では変化がおきず、七か月、そして一二か月で確実に老人斑などの変化が見られてきたという報告があります。

結論はEPA給餌《きゅうじ》により、びまん性老人斑の出現が抑制される可能性が示唆されているものの、マウスの実験のように脳の成分や働きが変わるのは容易ではありません。数か月ではなく、数年とか一〇年とかという単位です。脳の細胞の変化は栄養の「蓄積」が重要、という言葉がぴったりだと思っています。

## うつ病を経験している人は、認知症になるリスクが高くなる

私のクリニックで「認知症予防のための食養教室」を設けた理由の一つは、認知症を予防する食事や栄養素のことを調べていくうちに、そのほとんどが、うつ病の人に有効な食事や栄養素と重なることに気づいたからです。

そして、更年期うつになった人は、老年期に入って認知症になりやすいということもわかっています。更年期以前の、三〇代、四〇代でうつ病を発症した人も、注意しなければなりません。自分がうつ病になっていなくても、家族にうつ病や認知症を発症した人がいる場合は、より食事に気をつける必要があります。

認知症は、健康診断の検査数値によって発見されたり、「なりかかっている」などと注意を受けたりするものではありません。高血圧や糖尿病であれば、血液検査である程度わかるので、警告を受けることができます。ただし、健康診断では具体的な治療の方法までは教えてくれません。自分で医療機関にかかり、運動療法や食事療法の指導を受けて、生活習慣をあらためるなど、努力しないといけないのです。

けれども、生活習慣をあらためていくその努力は、認知症の予防にも効果を発揮します。認知症も生活習慣病の一つと位置づけられています。自分は認知症になるリスクが高いと自覚している人は、ぜひとも更年期の頃から、できれば三〇代、四〇代の頃から、脳によい食べ物を摂る習慣を身につけて、認知症になるリスクを減らしてほしいと思います。

食養教室の参加者には、「以前は食べることにまったく興味がなかった」という人もけっこういます。しかし、ある女性は「趣味のない私は、食べ物で健康になる、というスキルを磨くことが楽しみになりました」と語り、〝健康食研究家〟になるべく毎日をいきいきと過ごすようになりました。学ぶことが食事を見直すきっかけになったのです。

食材の買い物をするにもよく考えて選び、この食材でどれだけ健康になれるか、とか、上手においしく調理するには、などと考えることは、脳を活性化させます。

知らず知らずのうちに、体によくないものを食べている現状を自覚することから始まり、自分で作って食べることの大切さに気づく。そうすると、料理が楽しみになる。そのうえ、認知症が予防できるのなら、こんなにハッピーなことはないと思いませんか？

## なぜ、砂糖はいけないの？

砂糖はブドウ糖と果糖が結合した二糖類。ブドウ糖はエネルギー源となり、脳にもエネルギーが補給されます。しかし、砂糖は消化・吸収が速く、血糖を調節するインスリン分泌を撹乱し、高血糖や低血糖を起こしやすいのです。急激に血糖値が上がったり下がったりすることを繰り返すと、糖尿病の原因となります。

一方、穀類に含まれる炭水化物の一種であるデンプンは、ブドウ糖が２０００も３０００もつながっているので、消化吸収がゆっくり行われるため、血糖値も急には上がらず、余った血糖が脂肪になることもあるのです。

砂糖の中でも、白く精製されたものは消化吸収がさらに速く、血糖値の上下が激しくなります。血糖値が急激に上がると、すぐに急降下するので、またすぐに糖分を摂りたくなります。また、白砂糖は精製の過程でビタミンやミネラルがほとんど失われてしまいます。そのため、過食するとキレやすくなったり、疲労が取れなくなります。吸収のスピードが速く、その間に、体内にあったビタミン$B_1$やカルシウムを奪ってしまうからです。

# Chapter 3

# 認知症を予防する食事

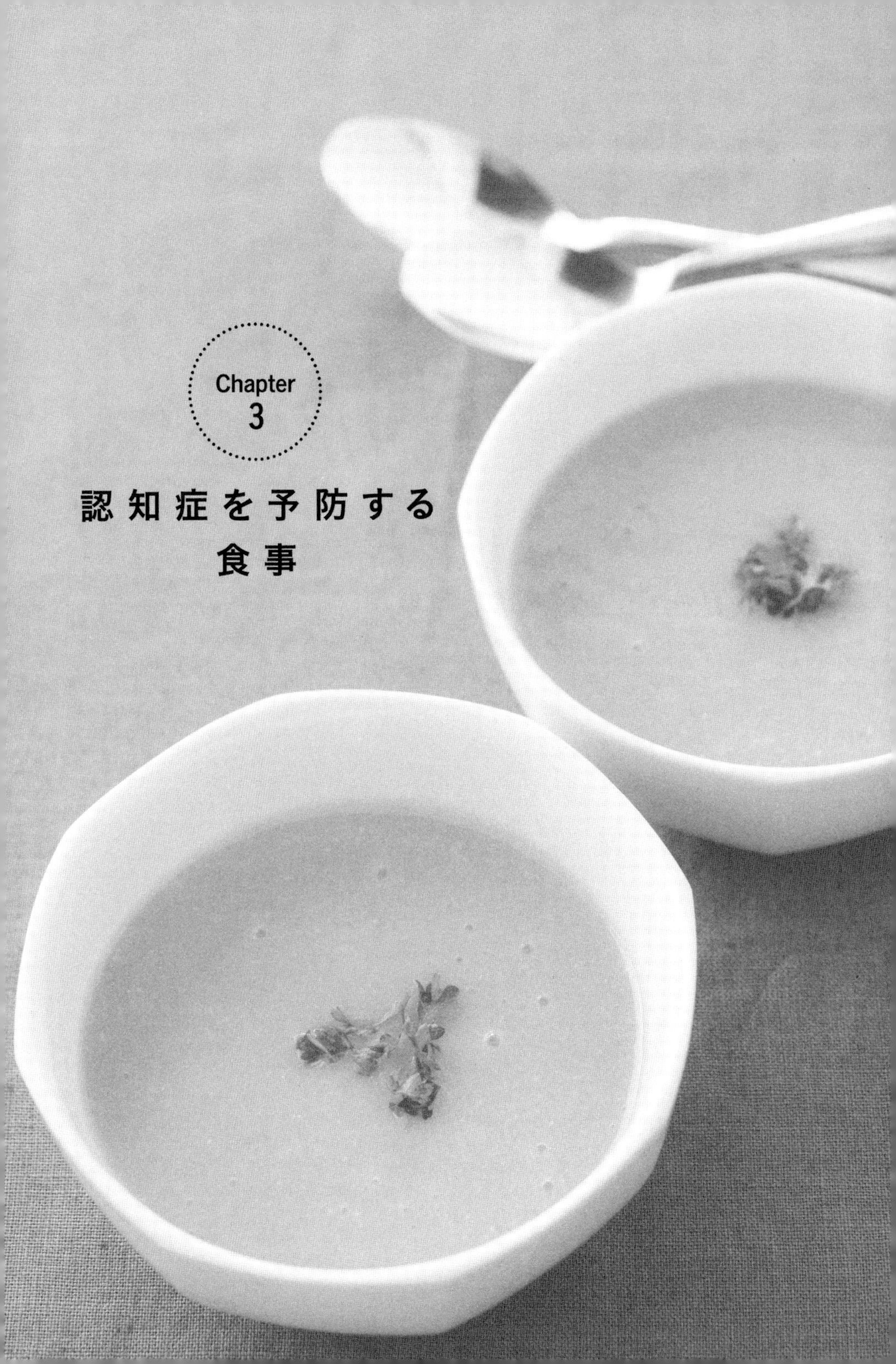

## 玄米の胚芽に含まれる微量栄養素に注目

2章では、脳によい食べ物を積極的に摂りましょう、という話をしてきました。では、具体的にどのような食品や調味料を摂ればいいのか、それが脳にどういう影響を与え、認知症を予防してくれるのかについて、見ていきましょう。

まず、主食としていちばんおすすめしたいのは、玄米です。

私たちが生きていくためにはエネルギー源が必要ですが、そのエネルギー源になるのが炭水化物（糖質）、タンパク質、脂質の三大栄養素です。タンパク質や脂肪は燃焼後に有害物質を発生し、血液を汚しますが、でんぷん（炭水化物の一種）は血液を汚しません。血液を汚さないクリーンなエネルギー源が、でんぷんをたくさん含む穀類です。

ただし、精白穀類（白米や白パン）はビタミンやミネラル、食物繊維がそぎ落とされていて、糖質に偏るため、血液を酸性に傾けてしまいます。

玄米は、日本人が古来より常食してきた日本人にとって最も適した主食といえます。玄米は生命を維持するために必要な五大栄養素である、炭水化物（糖質）、脂質、タンパク質、ビタミン、ミネラルを含んでいます。また、食物繊維や病気を防ぐ有用物質も豊富に含まれています。

玄米に多く含まれる栄養素はマグネシウム、リン、鉄、亜鉛、銅、マンガン、ビタミンE、ビタミンB$_1$、ナイアシン、ビタミンB$_6$、パントテン酸です（一日に玄米二〇〇グラム＝茶碗四杯食べたとき、食事摂取基準に占める割合が四〇％以上の成分）。

玄米には、外皮（糠）と胚芽の部分がついていますが、そこにビタミン、ミネラル、食物繊維、ファイトケミカルなどの微量栄養素が含まれています。さらに玄米の胚芽には、炭水化物がすべての細胞のエネルギー源になるために必要なビタミンB群が多く含まれています。胚芽を取り去った白米では、エネルギー変換が正常に行われず、乳酸が体内に蓄積され、疲れやイライラ（脚気症状）が出てくる恐れがあります。

玄米が苦手な人は、胚芽米や五分づき米、七分づき米など、胚芽が残っている米を食べましょう。白米の場合は、雑穀や豆類を入れると微量栄養素や食物繊維が補えます。

また、玄米のボソボソした食感が嫌いという人は、炊くときに、餅米や餅を少し加えてみてください。ぐっと食べやすくなるでしょう。

外国人が玄米を食べたとき、米というよりも「香ばしい豆、グッドテイスト」という印象をもつそうです。そういう目で玄米を味わうとちょっと見方が変わると思います。

玄米に少ない栄養素は、ナトリウム、カルシウム、ビタミンA、ビタミンD、ビタミン

K、ビタミンCなど。副菜に、野菜や海藻、きのこ、豆、ごま、魚、少しの油をプラスすれば、栄養バランスのよい食事になります。

## 玄米の効用

①生命エネルギーの生産に必要なビタミンB群をすべて含んでいる。

②栄養バランスがすぐれているので、1日30品目も摂る必要がない。

③排泄力（デトックス効果）が強い。

④便通を整えて腸と血液をきれいにする。

⑤腹持ちがよく、少食ですむ。

⑥血糖値をゆっくり上げるため、膵臓に負担をかけない。

⑦よく噛むことによって、認知症予防などの効果がある。

**玄米の胚芽と外皮に栄養が含まれる**

ビタミン$B_1$を例にとった分布

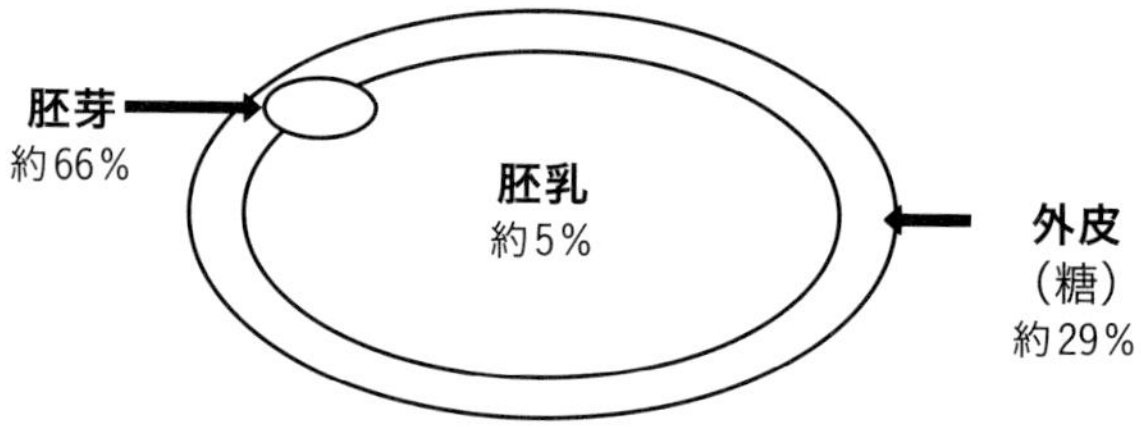

## 玄米は有用物質の宝庫

玄米の胚芽と糠には、栄養素以外に、人間の健康に有用と考えられる物質＝有用物質が数多く存在しています。その種類と働きを次にまとめてみました。

①フィチン酸（イノシトール6リン酸）
血液凝固を防ぐ働きがあり、血液をサラサラにして心筋梗塞や脳梗塞を予防する。抗酸化作用が強く、老化や脂肪肝を防ぐ。腎臓結石、尿管結石、歯垢を防ぐ。抗がん力が強い。

②イノシトール
脂肪肝、肝硬変を予防する。動脈硬化を予防し、高脂血症を改善する。

③γ－アミノ酪酸（ギャバ）
脳の血流をよくし、頭痛や認知症、脳梗塞、動脈硬化を予防し、改善する。血圧を安定させ、中性脂肪を下げる。肝臓や腎臓の機能を改善する。

アルコール分の分解を促進する。
口臭、体臭、尿臭を抑える。
興奮系の神経伝達物質の過剰分泌を抑え、神経を落ち着かせる。

④γーオリザノール

高脂血症や自律神経失調症を予防、改善する。
過酸化脂質の生成を抑制し、細胞や組織の酸化、老化を防ぐ。
しみや小じわを防ぐ。

⑤フェラル酸

ポリフェノールの一種で、活性酸素を消去する力が非常に強い。
がんの予防に効果があり、抗菌作用もある。
認知症の予防、改善に効果があり、認知症予防サプリメントにもなっている。
メラニン色素の沈着防止、美白効果がある。

＊糠に含まれるγーオリザノールは生体内で代謝されて、フェラル酸に転換され、体内で抗酸化作用を発揮すると考えられている。発芽米には、総フェラル酸換算で、白米の約五倍（１００g中で約22mg）含まれていると言われている。

⑥食物繊維
腸の蠕動《ぜんどう》運動をよくして、便通を整える。下痢にも便秘にもよく働く。

腸の善玉菌を増やし、活性酸素を抑えて免疫力を高める。

有害物質（コレステロールや発がん物質、農薬やダイオキシン、有害金属など）を排出する。

⑦アラビノキシラン
ＮＫ細胞*を活性化して免疫力を高める。抗がん作用、抗エイズ作用がある。
＊ＮＫ細胞＝ナチュラルキラー細胞は、ウイルス感染や細胞の悪性化などによって、体内に異常な細胞が発生した際に、すぐにそれらを攻撃して体を守る、重要な免疫細胞。

玄米はこのほか、アルギニン、トコトリエノールなど、多くの有用物質を含んでいます。

## 玄米はよく噛んで食べることが大切

現代人の体力低下や多病の原因の一つに、「軟食《なんしょく》」が挙げられます。軟食とは、白米、白パン、めん類、菓子類など、やわらかい食べ物のこと。口当たりがよくて噛まずに済み、のど通りのよいものばかり食べていると、胃腸の機能が退化してしまいます。

玄米は外皮や胚芽が含まれているので、しっかり噛むことが大切です。「三〇回噛むとよい」と言われますが、回数よりも「唾液と混ざってドロドロの状態になるまで」を目安にするとよいでしょう。次に、咀嚼《そしゃく》=噛むことの効用について、挙げてみます。

①食物の消化、吸収をよくする。
②顎や歯を丈夫にし、胃腸を健全にする。
③顔の筋肉が発達し、表情が豊かになる。
④脳の血流を促し、記憶力や思考力を高め、認知症の予防に役立つ。
　脳の血流がよいと神経伝達物質のヒスタミンを増加させる。また、セロトニンの増加でストレスを解消し、脳をリラックスさせる効果がある。

⑤過食が抑えられて肥満や生活習慣病の予防に役立つ。
⑥唾液酵素が有害物質の害を抑え、がんや老化を防ぐ。
⑦唾液の分泌によって、若返りホルモンのパロチン*が増え、老化予防に役立つ。
*パロチンは、軟骨組織を増殖させて関節の具合いをよくする。歯や骨へのカルシウム沈着を促進し、骨粗鬆症を改善する、毛髪の発育を促す、毛細血管の新生を促進する、などの働きがある。

## 「ごはんは太る」は間違い!?

お米の消費量が半減しているのに、肥満者が増え続けているのはなぜでしょう。食べ過ぎれば、ごはんでも肉でも果物でも太ります。ごはんだけが太る原因ではありません。

「主食を減らして、おかずをたっぷり」という誤った考え方で、肉、卵、牛乳、乳製品、砂糖、油、揚げ物、スナック菓子、スイーツ、ジュース類など、カロリー過多の食品の摂り過ぎが、太る原因なのです。玄米をよく噛んで食べれば、少量でも満腹感が得られるので、過食が防げます。

## 野菜は一日350g以上。いろいろな色の野菜を食べる

前章で述べたように、体の老化や認知症の予防に効果があるビタミンC、ミネラル、ファイトケミカル（植物化学物質）などの抗酸化物質は、野菜、海藻、ナッツ類などに多く含まれています。とくに野菜は毎日の食事に、たっぷり取り入れたい食材です。

野菜をまったく食べない人と毎日食べる人とでは、アルツハイマー病の発病率に二倍以上の差が認められたという調査結果があります。このことから、野菜の持つ抗酸化作用が脳の中でも作用して、アミロイドβタンパクの蓄積を阻害し、アルツハイマー化するのを防いでいるのだろうと考えられています。

成人女性が健康な状態を維持するのに十分な野菜、海藻、きのこの合計摂取量は、一日350g以上とされています。しかし現状では、日本人の平均野菜摂取量は282gで、必要量の八割程度にしかなりません。あと70gほど足りないのです。

350gの目安としては、「両手に山盛りいっぱい乗る」程度だと覚えておいてください。一日にそれぐらいの野菜を食べているでしょうか。

野菜をあと70g増やすには、「副菜の小鉢を一品プラスする」と考えましょう。野菜

と海藻を使った小鉢料理がちょうど60~70gになります。ほうれん草のおひたし、ごま和え、酢のもの、ひじきの煮もの、切り干し大根の煮ものなどであれば、簡単に摂れそうです。生野菜のサラダでもいいと思います。

それでも、野菜が足りないようなら、スープやジュースにするのがおすすめです。野菜をある一定時間煮込めば、野菜に含まれるファイトケミカルの八~九割が煮汁に溶け出すため、スープ類は最も効率のよいファイトケミカルの摂り方だと言われています。具だくさんのみそ汁や鍋料理も、いろいろな野菜を一度に食べることができます。

ビタミン類を一度に大量に摂りたいなら、人参や緑の葉野菜をジュースにしましょう。りんごや柑橘類など水分の多い果物を加えると、甘味がついて飲みやすくなります。生野菜をそのまま搾るので、加熱で失われやすいビタミンCなどがそのまま摂取できます。

緑の葉野菜に多く含まれる葉酸はビタミンB群の仲間ですが、うつ病の人はビタミンB群が不足がちで、とくに血中の葉酸濃度が低いと、うつのリスクが高くなると言われています。また、緑の葉野菜にはカルシウムが多く、人参やかぼちゃなどの緑黄色野菜には、カロテンが多く含まれています。

いろいろな色の野菜を食べるように心がけ、ビタミン類をまんべんなく摂りましょう。

## 海藻に含まれるミネラルで脳を健康に

野菜とともに摂りたいのが海藻です。海藻には、カルシウム、カリウム、鉄、ナトリウムなどのミネラルが豊富に含まれています。ミネラルは骨や歯をつくるのに必要なもので、体の各機能を調節します。また、ミネラルはすぐれたファイトケミカルでもあり、不足すると風邪を引きやすく治りにくいなど、体の不調を起こします。

また、アルツハイマー病になった人の食生活は、カルシウム、鉄、亜鉛などの摂取が少ないという指摘があります。亜鉛はタンパク質の合成や細胞分裂に必須なもので、欠乏するとがんになりやすかったり、免疫力の低下などが見られるとされています。

海藻は、加齢によって体内の貯蔵量が減少するビタミン$B_{12}$も多く含みます。

ひじきには、カリウム、ナトリウム、カルシウム、ビタミンA、マグネシウム、食物繊維が非常に豊富に含まれるので、歯や骨が心配な女性や、便秘気味の女性には欠かせません。乾物のひじきを常備しておき、煮ものや和えものに使いましょう。

みそ汁のだしに、昆布水を使う方法がありますが（134ページ参照）、ここにわかめの具を入れると、海藻のミネラルたっぷりのみそ汁になります。

# 食物繊維で腸内環境を整える

腸と脳はつながっており、腸内環境を整えることが認知症を予防するうえでも大事なことは、2章で述べた通りです。

私たちの大腸内には、多数の腸内細菌が存在しており、この集まりを腸内細菌叢《そう》（腸内フローラ）と言います。腸内細菌の働きの中には、免疫機能の増強、食物繊維の分解、ビタミンの生産など、体にとって有用なことが多いのです。有用な働きをする菌を善玉菌といい、善玉菌が多いと腸内環境はよくなります。

ビタミン$B_6$（神経伝達物質の合成に必要）、$B_{12}$、葉酸などのビタミンは、腸内細菌によって作られます。ただし、腸内細菌叢は食生活や健康状態、抗生物質投与などの影響を受けやすく、腸内細菌の活性が低下している場合は、ビタミンの供給は期待できません。

一方、食物繊維の多い野菜、海藻、きのこ、豆、未精白穀類の摂取は、ビフィズス菌や乳酸菌などの有用菌（善玉菌）を増やすと言われます。有用菌は大腸菌やウェルシュ菌などの有害菌（悪玉菌）の産生を防ぎ、腸内環境を整え、免疫力を高めます。

## 大豆、納豆には
## 脳の記憶を担う物質が含まれる

食物繊維が豊富な豆類について、触れておきましょう。豆類は抗酸化物質が豊富で、アルツハイマー病を防ぐのによい食べ物です。

脳の中で、記憶を司る海馬には、アセチルコリンという伝達物質が多く存在し、この物質が記憶を担っています。アセチルコリンの原料となるのがコリンで、コリンの供給源となるのが大豆、大豆製品です。とりわけおすすめなのが、納豆と枝豆。枝豆は、大豆になる前の緑色の状態で、乾燥させると大豆になります。

豆類のほかにコリンが多い食品は、卵、レバー、マス、玄米、豚肉、牛肉などです。

納豆は発酵食品でもあり、植物性タンパク質、ビタミン、ミネラルなどの栄養もたっぷり。がんを抑制し、血液をサラサラにする酵素、ナットウキナーゼや、便秘や肥満を改善し、美肌効果のあるレシチンなども含まれています。

コリンは腸で分解されてしまって脳に直接いくわけではありませんが、再合成を期待したいところです。

## 日本の伝統的な発酵食品で健康維持

発酵食品というと、ヨーグルトやチーズを思い浮かべる人も多いでしょうが、日本には昔から親しまれてきた発酵食品がたくさんあります。みそ、しょうゆ、酢、本みりんなどの調味料をはじめ、酒、納豆、糠みそ漬けや塩漬け、かつお節も発酵食品です。

発酵とは、微生物の力で食べ物に発酵菌を繁殖させたものです。微生物には、体に有用な善玉菌と、体に悪い働きをする悪玉菌がありますが、一般的には、体に有用な働きをする善玉菌を発酵菌と呼んでいます。

ヨーグルトやチーズが動物性の発酵食品であるのに対し、日本の伝統的な発酵食品は、植物性のものが多いのが特徴です。

植物性乳酸菌を利用した発酵食品の代表は、糠みそ漬け。米糠には豊富な栄養源が含まれているため、発酵微生物が盛んに活動し、独特の匂いの漬け床ができるのです。酸っぱい風味の素になっているのが乳酸菌で、糠床には乳酸菌が産生したビタミンB群がたっぷり含まれています。これが漬けた野菜に移行し、栄養豊富な漬け物になります。糠みそ漬けなど、非加熱の乳酸菌は生きたまま腸に届き、腸内の善玉菌を増やすのに役立ちます。

ちなみに、韓国のキムチも植物性発酵食品です。

ヨーグルトなどの発酵乳製品は、動物性乳酸菌を利用したものです。乳製品に含まれるタンパク質やカルシウムが、乳酸菌の働きで消化吸収されやすい状態になっています。発酵すると乳糖が分解されるので、乳糖不耐症で牛乳が飲めない人も、ヨーグルトは食べられるようです。

動物性乳酸菌は、胃酸で死んでしまうことが多いのですが、最近は、生きたまま腸に届くヨーグルトなども開発されています。しかし、ヨーグルトに入っているカゼインが合わない人もいますので、少し注意を要します。

発酵食品にはそれぞれ、発酵することで生まれた長所があります。しかし、よい働きがあるからといってたくさん食べすぎるのは逆効果になるリスクもあります。毎日適量を食べて、健康維持に役立たせることがポイントです。

毎日、家庭で使う発酵食品といえば、調味料のみそと酢ではないでしょうか。みそは麹によって発酵させたものですが、日本で広く親しまれている米酢にも麹が不可欠です。この二つはどちらも、腸内環境をよくし、脳にもよい働きをする、健康効果の高い調味料です。みそと酢について、もう少し詳しく見てみましょう。

## ●みそ

みそは大豆を原料として、米麹や麦麹を塩とともに混ぜ込んで発酵させ、熟成させたものです。地域によって色も味もさまざまなみそが昔から造られてきました。

大豆に多く含まれるイソフラボンは、さまざま効能が期待される反面、摂りすぎは体にマイナスになります。ところが、みそや納豆など発酵した食品に含まれるイソフラボンは、発酵によって性質が変化するので安心して食べられます。

みそは発酵が進むほどに、褐色色素メラノイジンという抗酸化物質が増えていきます。みそを常温に置いておくと、色が濃くなるのはそのためです。

このメイラノジンには、代謝を上げる効果もあります。代謝が上がると体が目覚めて、糖質の分解を促すので、血糖値の急上昇が抑えられます。みそ汁は、朝食に食べたいアンチエイジング食品ともいえます。

また、麹菌を利用した発酵食品には、必須アミノ酸やビタミンB群が豊富に含まれます。ビタミンB群は、エネルギーの生産や神経系の働きなどに欠かせないものです。

みそは大豆が原料ですから、タンパク質が豊富に含まれていることは言うまでもありません。さらに、発酵により生じたリン脂質の一種、レシチンは高血圧の予防に効果があり、がんや動脈硬化、高血圧などを抑制する成分も含まれています。

**●酢**

酢は、酒の中のエチルアルコールが酢酸菌で発酵されることによって酢酸となり、できるものです。したがって、すべての食酢には酢酸が入っています。

世界各国で、その土地で穫れる穀物や果物から酒が造られるため、それらを原料にしたいろいろな酢があります。ワインビネガーやモルトビネガーがそうです。

日本で多く造られる米酢は、蒸した米と米麹を原料にしてアルコール発酵をさせ、酢酸菌を加えて酢酸発酵させたもの。このほか、日本酒の酒粕を原料にした製法もあります。

酢には、さまざまな健康効果があります。まず、高血糖を防ぎ、糖尿病を予防します。摂取した糖質は、体内でブドウ糖に分解されますが、そのとき酢の成分である酢酸があると、ブドウ糖に分解する酵素の働きを抑え、血糖値の急上昇を防ぐからです。

また、疲労回復や老化防止に酢の働きが有効であることは、広く知られており、体内の脂肪分解促進の効果も認められています。

ただし、酢は体を冷やす作用があるため、一度に多量の酢を摂るようなことはせず、酢のものやサラダといった料理に使うことで、適量を摂るようにしましょう。

## 脳の働きをよくする成分が含まれる、青魚を意識して摂る

もともと日本では、肉よりも魚が副菜として多く食卓に上っていました。しかし、最近では、ファーストフードで食事を済ませたり、魚を調理するのが面倒だという理由で、魚を食べない人が多くなっているのではないでしょうか。

脳は魚が大好きです。魚不足の食生活を続けると、脳の働きが衰え、アルツハイマー病にかかるリスクが劇的に増加することが証明されています。とくに青魚の摂取不足は、認知症のみならず、生活習慣病の要因の一つとなっています。

その理由は、青魚にはオメガ３系脂肪酸のＤＨＡ（ドコサヘキサエン酸）とＥＰＡ（エイコサペンタエン酸）がとくに多く含まれているからです。オメガ３系脂肪酸を多く含む魚は、真いわし、さば、さんま、ぶり、真鯛、はも、さわら、にじます、まぐろ（トロ）、うなぎなどです。青魚以外の魚にもかなり含まれています。

旬の魚で新鮮なものを選び、週に二〜三回は食べるようにしましょう。

また、魚は良質のタンパク源でもあり、骨を造るのに必要な有用なビタミンＤを多く含んでいます。骨ごと食べられる小魚などはカルシウムの供給源にもなり、ビタミンＤに

よって効率よく利用されるので、小魚料理をぜひ、献立に取り入れたいものです。
さらに、かき、しじみ、あさりといった貝類には、カルシウム、亜鉛、鉄の三拍子がそろっており、これらは、アルツハイマー病の予防に効果的だと言われています。

**不飽和脂肪酸（オメガ3系）DHAとEPAの有用性**

DHAとEPAは不飽和脂肪酸なので、常温で固まりにくい。そのため、
①細胞壁の流動性が高まり、各細胞のしなやかさが増す。
②血管がしなやかになると動脈硬化を予防する。
③血液細胞の赤血球でいえば、体内を駆け巡る赤血球の一つ一つが柔軟になり、血栓ができにくくなる。
④脳の神経細胞であれば、約140億個の各神経細胞がしなやかに結びつくことにより、神経伝達物質の生産性が高まり、脳内の情報伝達が活性化する。
⑤その他
・血液脳関門*を通過するのはDHAのみであると言われている。その際、酵素

によって物質がDHAに変換されることにより、血液脳関門をすり抜ける。
・ニューロン間の情報伝達を担っているシナプスを柔軟にすることによって、シナプスの働きをよくしている物質がDHA。
・つまり、DHAは脳の神経細胞間の情報ネットワークを形成し、そこでの情報伝達を活性化するのに欠かせない物質。

＊血液脳関門とは、脳の働きの中核である神経細胞を有害物資から守るバリアー機能であり、アミノ酸・糖・カフェイン・ニコチン・アルコールなど一部の物質しか通さない。インスリンのような大きな分子が通るかと思えば、分子100以下の小さな物質でも簡単には通らないものもある。

脳内の毛細血管では、内皮細胞のすきまが非常に狭く、血管の外側を多くのグリア細胞に取り囲まれている。体の毛細血管と脳の毛細血管では、物質の通り方が大きく異なることから、脳はそれだけ重要な臓器ということになる。

脳以外の組織では、毛細血管の内壁を構成する内皮細胞と呼ばれる細胞を介したり、あるいは内皮細胞の間をぬって物質が運ばれる。したがって体の変化は脳より速いが、脳の変化には大変な時間がかかる。

## 油はオメガ3系とオメガ6系をバランスよく摂る

油脂の成分である脂肪酸には、飽和脂肪酸と不飽和脂肪酸があり、それぞれの性質や働きについては、66〜67ページで紹介しました。その中で、アルツハイマー病や心臓病のリスクを高める危険因子の一つが、オメガ6系脂肪酸です。その代表はリノール酸で、一般的な植物油（コーン、大豆、ベニバナ原料）や、マーガリン、ショートニングに多く含まれます。

オメガ3系脂肪酸とオメガ6系脂肪酸はどちらも必須脂肪酸ですが、その摂取比率に差がありすぎると、さまざまな病気を引き起こします。なぜなら、オメガ3系は炎症を抑える、オメガ6系は炎症を促進する、という正反対の性質があるからです。オメガ6系脂肪酸が過剰になると、脳内でも慢性炎症が起こりやすくなり、活性酸素が発生して神経細胞が大量に死滅します。しかもオメガ6系は脳内でアミロイドβタンパクを蓄積させます。

オメガ6系脂肪酸とオメガ3系脂肪酸は、一対一〜一対二が理想とされています。

現代の日本では、その比率は一対四で、ぎりぎりの許容範囲にあります。アメリカはどうかといえば、一対一六です。その理由は、アメリカ人は魚介類をほとんど食べないこと、植物油を大量に含むマーガリン、ショートニング、フライドポテト、ドーナッツ、揚げ物などのジャンクフードをたくさん食べていることが挙げられます。

ポイントは、オメガ6系の多い植物油の摂取をできるだけ減らし、オメガ3系の多い魚介類の摂取を増やすことです。

脂肪を摂取する際の注意点は、どれだけの量の脂肪を摂取するかではなく、どんな種類の脂肪を摂取するかです。摂取する脂肪によって、炎症が促進されたり、抑制したりするからです。では、植物油の中で有用な働きをするものを、紹介しましょう。

## ●オリーブ油

おなじみのイタリア料理に使われるオイルです。かすかにぴりっとした味がするのは、エクストラバージン・オリーブオイルに含まれるオアレオカンタールという物質のため。抗酸化作用と抗炎症作用が強いのが特徴で、風邪薬に入っている抗炎症薬物イブプロフェンに似た性質を持っています。イブプロフェンの低容量長期投与には、アルツハイマー病の予防効果があります。このためオレオカンタールにもアルツハイマー病の予防効果が期待されています。毎日、小さじ三杯のオリーブ油を摂取するだけで、抗アルツハイマー病の効果があることも判明しています。

### ●アマニ油・えごま油（しそ油）

一般的なサラダ油やマーガリン、ショートニングなどには、炎症を促進するオメガ6系脂肪酸が多く含まれており、アルツハイマー病のリスクを高める恐れがあります。

一方、オメガ3系脂肪酸は炎症を抑制します。オメガ3系脂肪酸を多く含む食品は、魚介類のほかに、アマニ油やえごま油などの植物油があります。アマニ油やえごま油は熱に弱いので、加熱しないで使用しましょう。

不飽和脂肪酸にはもう一つ、オメガ9系があります。オリーブ油や菜種油もこのオメガ9系脂肪酸の油として分類されており、そのほか、ナッツ類やアボカドにもオメガ9系脂肪酸が多く含まれます。これらは、炎症の促進にも、抑制にも関係しないというメリットがあります。

### ●ごま油

炎症促進作用のあるリノール酸（オメガ6系不飽和脂肪酸）を多く含みますが、強力な抗酸化作用のあるセサミノールを豊富に含んでいるため、炎症促進の心配はなく、安心して使えます。

## その他の脳によい食べ物も、毎日の料理に取り入れよう

果物や調味料の中にも、毎日の食事に取り入れてほしい「脳によい食べ物」があります。なるべく常備しておけば、手軽に料理に加えることができ、認知症予防につながります。

### ●ベリー類

毎日か二日に一回程度、半皿程度のベリー類（いちご、ブルーベリー、クランベリー、ブラックベリーなど）を食べると、高齢者の記憶力を維持するのに役立つと言われています。生のベリーが手に入らないときは、冷凍ベリーや乾燥ベリーを利用するといいでしょう。ただし、砂糖を添加していないものを選びます。

### ●りんご

りんごに含まれる抗酸化物質であるケルセチンが、ほかの抗酸化を果たすビタミンC類などよりも脳細胞へのダメージ率を下げることが、最近、農業と食品の化学雑誌によって明らかになりました。

### ●クルミなどナッツ類

クルミは野菜や果物と同じくらい、脳を記憶力の低下から守る強力な働きがあることがわかっています。アーモンドなど他のナッツ類も成分は似ているので、抗アルツハイマー効果が期待できます。クルミやナッツ類を毎日、少量食べるようにしましょう。市販品は、塩分、調味料ともに無添加のものがおすすめです。

### ●ネバネバヌルヌル食品

わかめや昆布、めかぶといった海藻類やオクラ、長いも、モロヘイヤなどの野菜類、納豆などには、粘りやヌメリがあります。これらを糖質の食品と一緒に摂ると、糖の吸収スピードをゆるやかにし血糖値の急上昇を防ぐことができます。

また、ネバネバヌルヌル食品は、腸内で中性脂肪や重金属などに吸着し、有害物質を体外に排出する働きもあります。

### ●シナモン、ウコン

インスリン抵抗性は、体には糖尿病を、脳にはアルツハイマー病を発症させる恐れがあります。シナモンは弱ったインスリンの働きをよくすることが発見されました。料理に取り入れるほか、一日一杯程度のシナモンティーを飲むのもよいでしょう。

カレー粉に含まれるウコン（ターメリック）には、クルクミンというポリフェノールが含まれていて、これはアルツハイマー病の予防に効果があることがわかっています。

## ●しょうが

辛味成分の一つ、ジンゲロールには、血行促進、代謝促進、脂肪燃焼などの効果に加え、脂肪細胞が太るのを防ぐ働きがあることがわかってきました。脂肪細胞からは、アディポネクチンというホルモンが分泌されていますが、このホルモンには血管の傷を修復し、血栓をできにくくしたり、糖尿病を予防する働きがあります。脂肪細胞が脂肪を蓄えて太ると、アディポネクチンの分泌量が減少します。脂肪細胞が太ると、動脈硬化や糖尿病、認知症になりやすくなります。ここで、ジンゲロールによって脂肪細胞が太るのを防げば、動脈硬化や糖尿病などが予防されます。

## ●唐辛子（少量）

辛味成分である唐辛子のカプサイシンは、ダイエットや美肌、老化防止に効果があると言われています。塩分を敏感に感じさせる働きもあるので、減塩料理にも利用価値があります。しかし、刺激が強いために、摂りすぎには注意が必要です。胃腸病や心臓病などの持病がある人は控えましょう。

### ●緑茶

緑茶の葉には、ポリフェノールの一種、カテキンがたくさん含まれています。抗酸化物質であるカテキンは、脳を活性酸素による攻撃から守り、高血圧やがんなどの生活習慣病の予防効果もあります。また、緑茶の旨味成分のテアニンには、リラックス効果があることがわかっています。緑茶とうつ症状の関係を調査した研究では、「緑茶を週に四杯以上飲むと、うつ病の抑制に役立つ」と報告されています。

### ●赤ワイン（少量）

赤ワインに多く含まれる抗酸化物質は、認知症予防に一役買っています。その代表、レスベラトロールはポリフェノールの一種で、ぶどうの皮や種の部分に多く含まれています。ただし、赤ワインはお酒ですので、注意が必要。少量のアルコール摂取は脳を保護しますが、大量の摂取は脳神経細胞を殺し、脳にダメージを与え、のちにアルツハイマー病を発症させやすくします。一日一杯程度、１５０㎖が目安です。

## 肉の脂、乳脂肪、砂糖、ファーストフードは控える

脳によい食べ物、つまり認知症予防に役立つ食べ物を見てきましたが、逆に、控えたい食べ物もあります。

不飽和脂肪酸については、オメガ6系の植物油はできるだけ減らし、オメガ3系の多い魚介類を増やしましょう、という話をしましたが、飽和脂肪酸についてはどうでしょう。

飽和脂肪酸は常温で固まっている脂で、肉の脂身や乳脂肪に多く含まれます。牛脂やバターを思い浮かべるとわかりやすいでしょう。

日本でも、ハンバーグやフライドチキン、ピザなどがよく食べられることから、飽和脂肪酸の摂取量が年々増加しています。飽和脂肪酸は、脳内でアミロイドβタンパクの蓄積を進めてしまいます。したがって、飽和脂肪酸はなるべく減らす方向で考えたいもの。脂肪分の多い肉類は少なめにし、乳製品なら低脂肪のものを選びましょう。

不飽和脂肪酸でも、植物油を高熱処理して作るトランス脂肪酸は、脳にとって大敵ですから、できるだけ摂取しないようにします。トランス脂肪酸は、マーガリンやショートニングに入っており、市販のケーキやクラッカー、ポテトチップスなどにも含まれています。

マヨネーズやサラダドレッシングなども、表示をチェックしてから購入したいものです。

砂糖はどうでしょう。砂糖にはブドウ糖があるので、脳のエネルギー源になるのは確かです。しかし、非常に消化・吸収が速く、高血糖や低血糖を起こしやすく、摂りすぎは糖尿病などの原因になります。

また、砂糖の多い食品は、脳のアミロイドβタンパクの蓄積を大幅に増やします。砂糖を使うなら、ビタミンやミネラルを含む、未精白のきび糖やてん菜糖などがベターです。

そして、おすすめしない油や砂糖をたっぷり使っているのがファーストフードの中でも、ジャンクフードと呼ばれるものです。

ジャンクフードとは、高脂肪、高塩分、高カロリー、高添加物で、著しく栄養バランスを欠いた食品のこと。ジャンクとは英語で「がらくた」という意味で、市販の菓子類、インスタント食品、糖分の多い清涼飲料水などに見られます。

ジャンクフードは、がん、心臓病、糖尿病、肥満のほか、多くの病気を引き起こすことがわかっています。脳は、体の中でいちばん脂肪の多い臓器であり、ブドウ糖をいちばん消費する臓器です。この脳こそが、最もジャンクフードの影響を受けやすいのです。

ファーストフード、ジャンクフードには危険がいっぱい、と心得ておきましょう。

## 一日の食事は、トータルで栄養バランスを取る

これまで述べてきた、各食品や栄養素の特徴や働きは、毎日の献立を立て、実際に料理を作っていく中で、定着していくものです。

献立は一食で考えるのではなく、一日三食の中で、いろいろな食品をまんべんなく摂れているかどうかをチェックしながら立てていくことが大切です。

栄養バランスを取るには、主食と副食を分けて考え、副食の中に、【野菜・海藻類】【大豆・大豆製品、種子類】【魚介類中心の動物性食品】の三つを入れるようにします。

分量の目安は、主食（未精白穀類）を五とすれば、副食が五。副食の中でも【野菜・海藻類】を三とし、その他は一ずつにします。

食材の組み合わせは、「ま・ご・わ（は）・や・さ・し・い・こ」と覚えておくと、まんべんなく栄養素が取り込めます。

## 大人の一日トータルの食事バランス

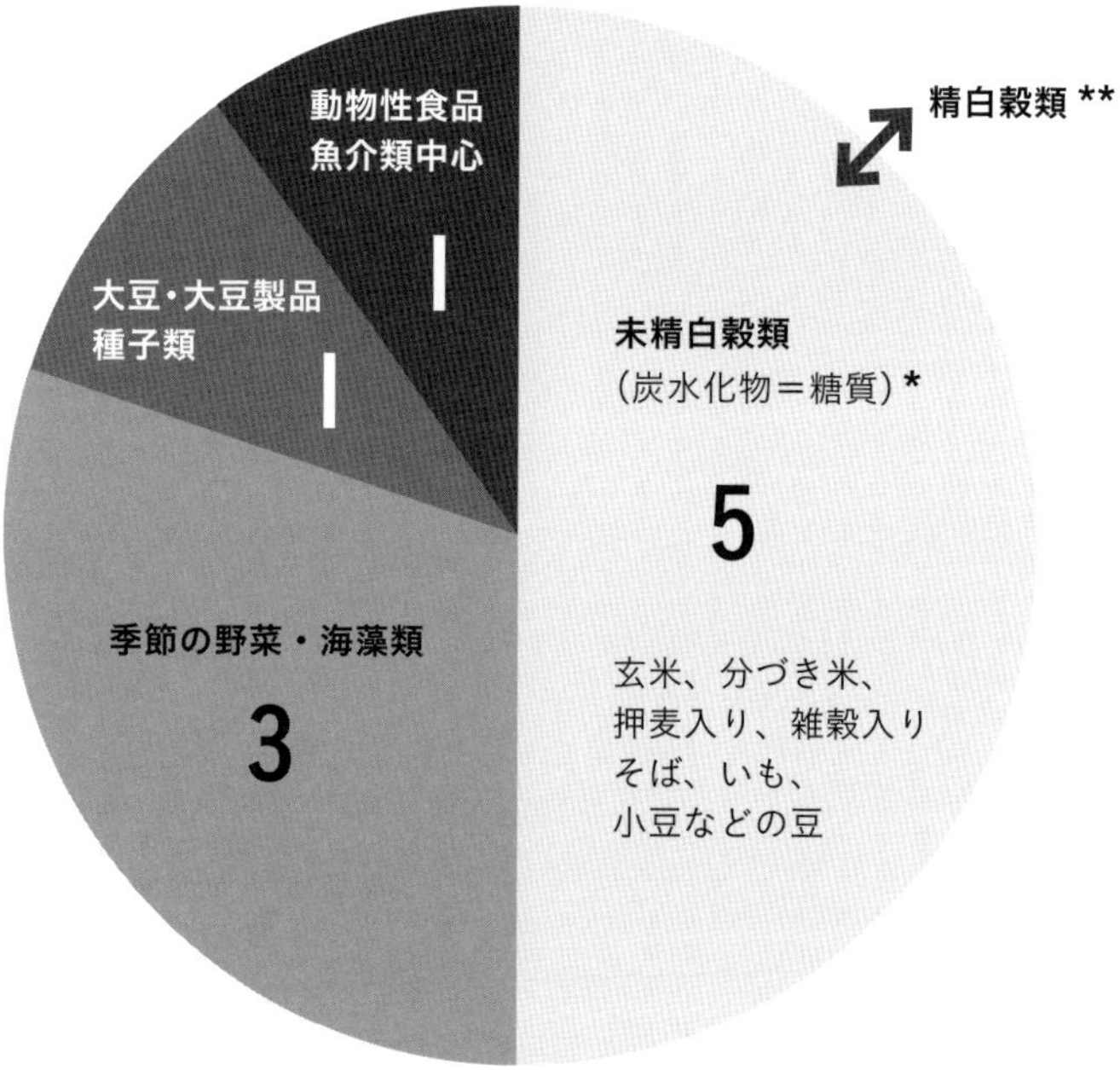


*** 未精白穀類**
食物繊維が多く、血糖値をあまり上げない。膵臓、血管の負担が少ない

**** 精白穀類**
白米、白パン、白砂糖、白小麦粉（うどん、ラーメン、パスタ、ピザ、菓子パン、クッキー、ドーナッツ、ケーキなど）
血糖値を急上昇させ、膵臓、血管に負担をかける

## 食品摂取のバランスの目安は　5：3：1：1

10
- 主食 **5** ……………… 毎食
  （玄米、胚芽米、麦、雑穀、そば、うどんなど）
- 副食 **5**
  - 野菜、海藻類 **3** ……………… 毎食
  - 大豆・大豆製品、種子類 **1** ………… 1日2〜3回
  - 魚介類中心の動物性食品 **1** ………… 1日1〜2回

## 副食材の組み合わせは……

- **ま** …… まめ＝豆類、豆腐・納豆など
- **ご** …… ごま＝種実類（ごま、くるみなど）
- **わ**（は）‥ わかめ＝海藻類（ひじき、昆布など）
- **や** …… やさい＝野菜、山菜類
- **さ** …… さかな＝魚介類
- **し** …… しいたけ＝きのこ類
- **い** …… いも＝いも類
- **こ** …… 酵素＝発酵食品（みそ、漬け物など）、生野菜など

## 「食養教室」参加者の声

平成二六年六月から食養指導士と心理技術者とともに、精神保健福祉士サポートのあるショートケア「食養教室」を始めました。もともとこの教室はクリニックの患者さんのために考えたプログラムですが、一般の人も多く参加されています。認知症の人の介護者や、施設の職員、健康に関心のある人、また参加者の知人など、みなさんが問題意識を持っていらっしゃいます。更年期の頃の気分障害、働きすぎて体調を崩した人、気力が低下しているが、元気のきっかけがほしい、薬に頼らない生活習慣を学びたいなど、参加理由は多々あります。

初級参加者は初めの頃、「玄米はなかなか食べられない、やっぱり白米」、「タンパク質は肉で摂ることが多い」とか、「白砂糖のたくさん入ったお菓子はやめたほうがいいとわかっていても、生活習慣はそんなに簡単には変えられない」と話される人が多いのですが、回を重ねるとみなさんだんだん変わってきます。

「だしの素を使っていましたが、今日から煮干しを使います。お惣菜も減らしていきたい」、「玄米をまとめて炊いて、一日一食は玄米にしたい。よく噛んで食べるのを習慣にしたい」などなど。さらに、「鉄火味噌を初めて食べました。作るのに時間がかかりますが、体によいので、作ってみようと思いました」、「最近は料理にも手を抜かないように気をつけています。習ったレシピをこれからも活用していきます」と言ってくれるようになります。うれしいことに、手間のかかることでも挑戦し、創意工夫で毎日健康レシピを続けてみようと思う人が現れてきたのです。

また、医療・介護職の現場で長く働いていた参加者の中に、「食養教室に通うようになり、食について考えて食べるようになりました。一か月で腹囲はマイナス3センチ、体重2キロ減らすことができた」、「このことは子ども、嫁、職場に伝えていこう」と感想を書かれる人もいました。

医師であっても、看護師であっても、食材の詳しい内容についてこと細かく意識していない人も多いものです。将来、介護・看護をする人たちが、「毎日の食事の内容の蓄積こそが体と脳に大きく影響してくる」ということを、本気で広めていただけることを切に願っています。

食養教室を始めて四か月たったある参加者から、「アイスクリームを食べるのを今のところやめられています。体重に変化が出るといいのですが」、「この数日寝つきがよくなったのですが、甘い物を少しやめたのがよかったみたいです」との感想をいただきました。

さらに六か月後、「アマニ油を買い、サラダに使うようになりました。甘い物も全く食べないということはありませんが、前に比べると食べなくなったと思います」。八か月後には、「車麩の照り焼きを作りました。ぶりの塩麹焼きも作りました。さっぱりしておいしかった。よくここまで続いたと思います。食事が大切だということがよくわかりました。習ったお料理を作っていきたいと思っています」と言います。数か月続けていくうちに、食材を用意し、そしてそれを調理して食べるということそのものが生活習慣となっていったのです。

食養によって食べること、生きることを見直し、それが生き甲斐にもなる。教室に実際に参加すると、わからないこともお互い学び合え、刺激にもなるので、脳が活性化し、一石二鳥にも三鳥にもなると確信しています。

Chapter
4

# 認知症を予防する料理ノート

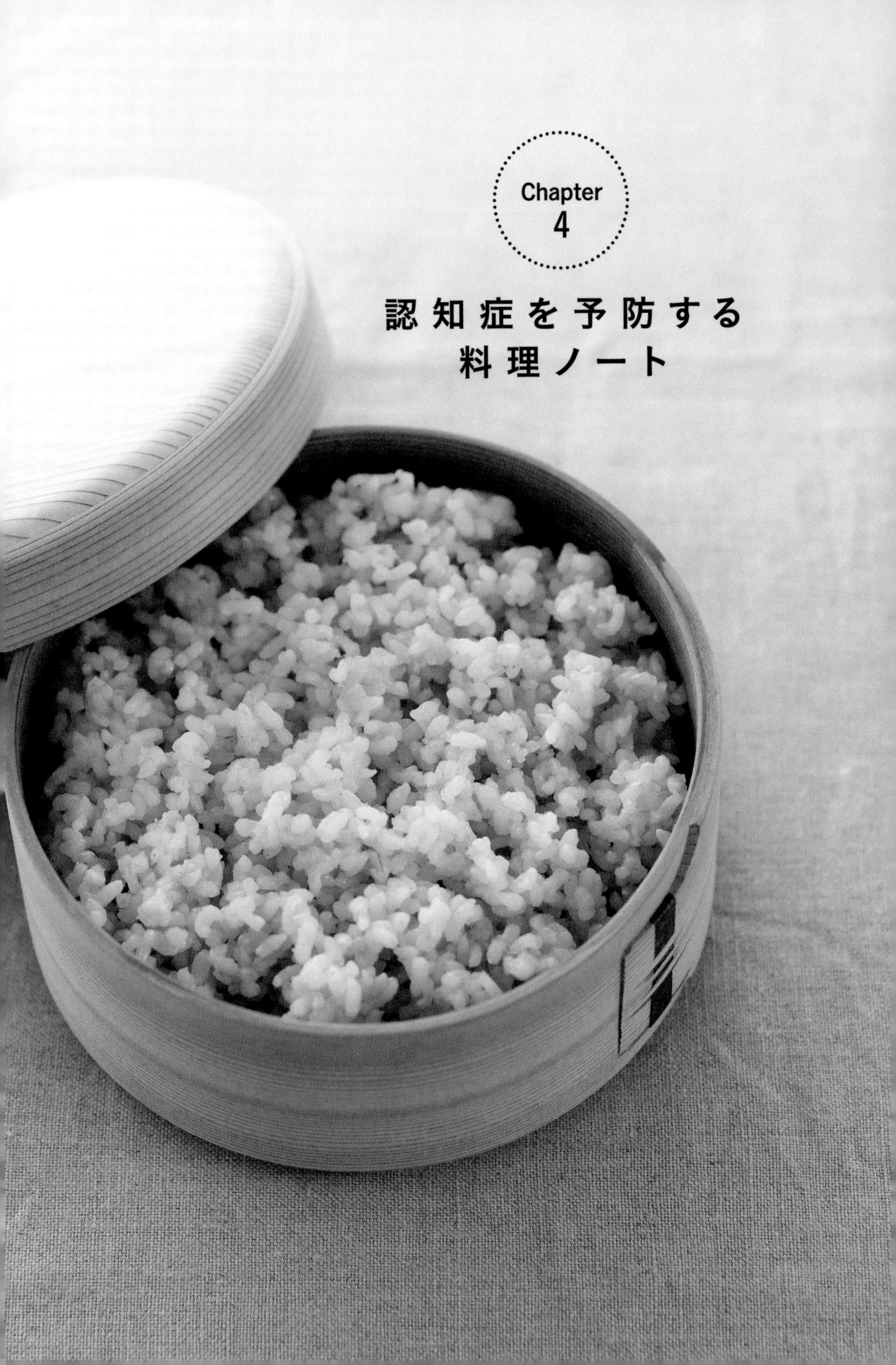

# 玄米ごはんをおいしく炊こう！

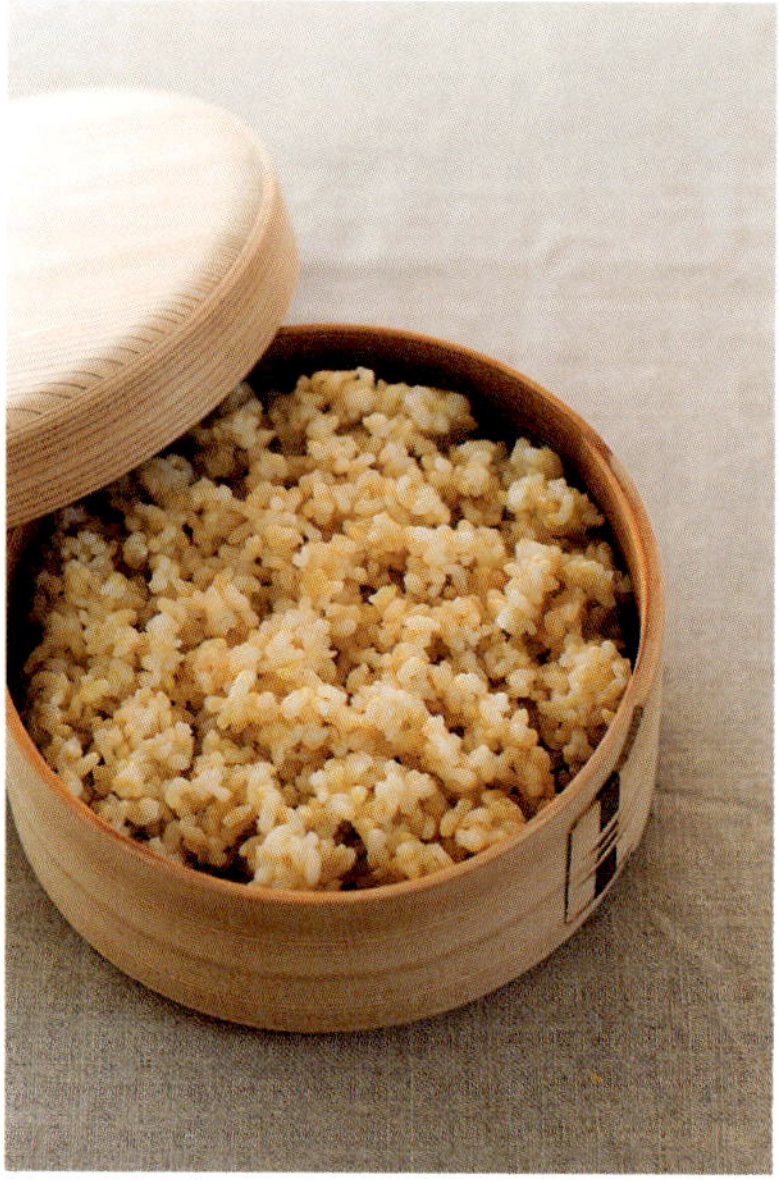

主食になるごはんは玄米がおすすめ。胚芽や外皮（糠）にビタミンやミネラルなどの栄養素や、フェラル酸など脳によい働きをする有用物質が詰まっています。
玄米をおいしく炊くコツは、八〜一二時間浸水させて、水分を含ませると同時に発芽させること。発芽することによって、免疫力を高めるγ−アミノ酪酸（ギャバ）が倍増します。黒米や小豆などを加えると栄養バランスがさらによくなり、食感も楽しめます。

## 玄米を洗う

### 拝み洗い

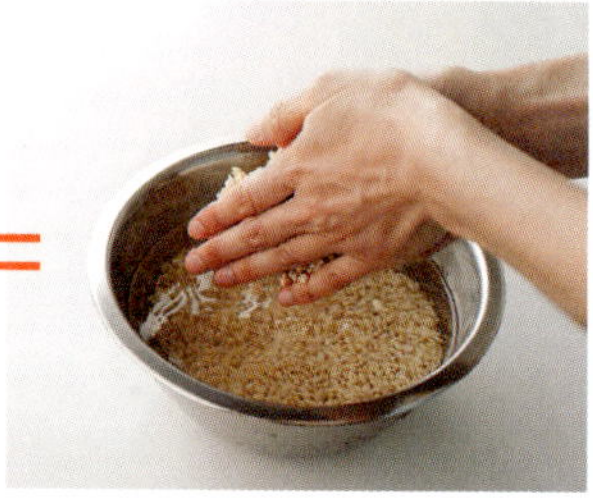

玄米に水を加え、両手で少量ずつはさんで、すり合わせながら洗う。生命をいただくことに感謝する気持ちで。

### 一晩水に浸ける

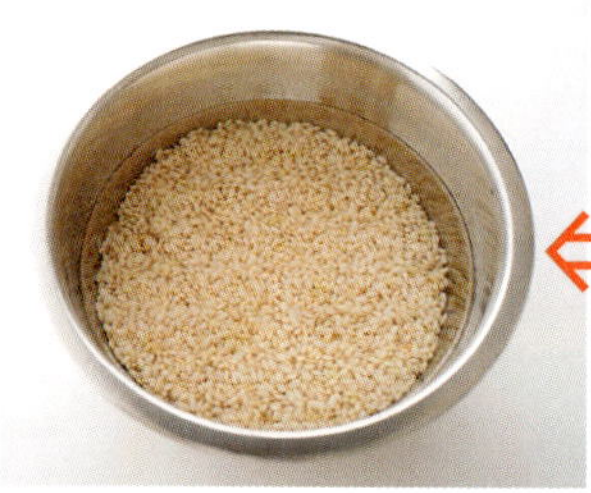

朝炊くときは夜に、夜炊くときは朝のうちに洗って水に浸しておく。水を吸った玄米は発芽し、栄養価も高くなる。

〔 浸水前 〕

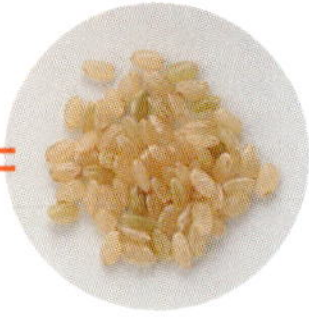

玄米は外皮（糠）がついていて、水分を吸収しにくい固い状態。

〔 浸水後 〕

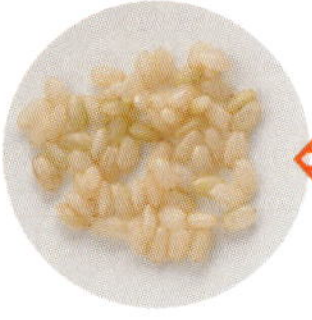

12時間ほど水に浸けると、外皮がふやけてきて、ごく小さな発芽も見られる。

# 電気炊飯器で 玄米を炊く

**材料**（4～6人分）
玄米……2合
水……炊飯器の目盛りまで
自然塩……ひとつまみ
あれば備長炭……1本

**炊き方**
1 玄米に水を入れ、両手のひらを合わせて拝むようにすり合わせて洗う。2～3回水を替えて同様に洗い、もみ殻や傷んだ玄米があれば取り除く。
2 炊飯器の内釜に玄米と水、塩、備長炭を入れて12時間ほど浸けておく（朝から夜まで、あるいは夜から朝まで）。
3 炊飯器の玄米モードで炊く。炊きあがったら天地返しをする。

＊約12時間浸水すると、玄米が発芽してきてγ－アミノ酪酸（ギャバ）が増える。
＊夏は水温が高いので、浸水時間は8～10時間でよく、泡が出ているときは、炊く前に水を取り替える。または、水に氷を混ぜておくと傷みにくい。

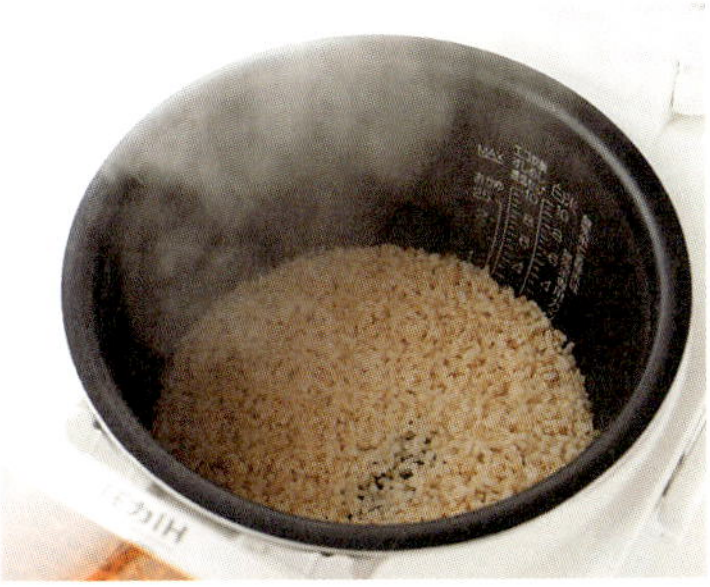

普通のごはんを炊くのと同じように、内釜に玄米と水をセットして炊く。水の量は内釜の目盛りを目安にする。

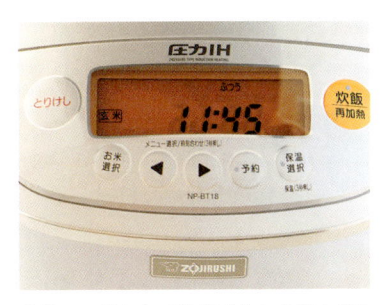

玄米モードにして炊飯ボタンを押すだけで、あとは炊飯器におまかせ。もっとも簡単で失敗しない方法。

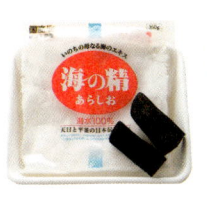

自然塩ひとつまみと備長炭を入れて炊くと、玄米の臭みが消える。

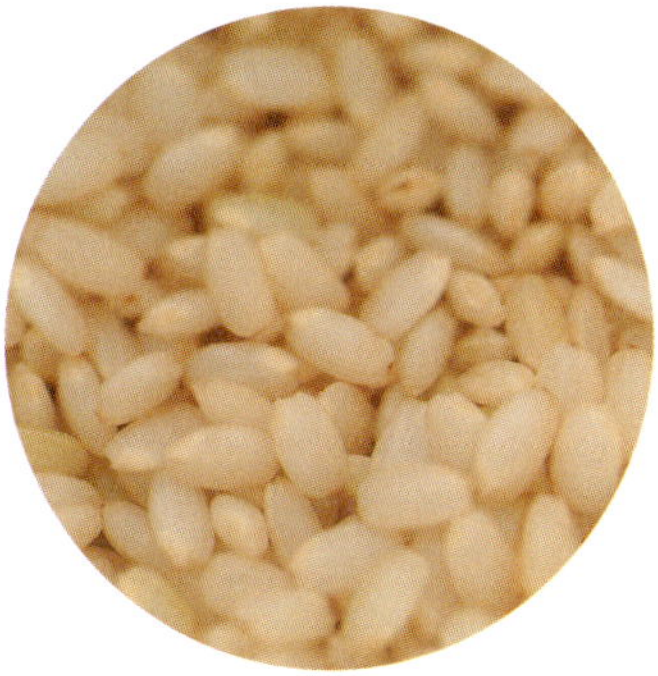

玄米ごはんの炊きあがり。水の量を加減するなど何度か試してみて、好みのやわらかさを見つけて。

※計量の単位は
小さじ1＝5cc
大さじ1＝15cc
1カップ＝200cc
1合＝180cc

## 圧力鍋で　玄米を炊く

**材料**（4～6人分）
玄米……2合
水……2.4合～2.6合（玄米の1.2～1.3倍）
自然塩……ひとつまみ
あれば備長炭……1本

**炊き方**

**1** 米の洗い方、浸水法は、圧力鍋を使い、電気炊飯器の**2**までと同様にする。
**2** 圧力鍋の蓋をしっかり閉じて、中強火にかける。
**3** 圧がかかってピンが上がったら、弱火にして20分ほど炊く。
**4** 火から下ろして、10～15分蒸らす。ピンが下がっているのを確認し、蓋を開けて天地返しをする。

＊使用する圧力鍋によって、炊き方が若干違うので、説明書に従うこと。
＊圧力鍋の場合は長時間浸水しなくても、やわらかく炊けるが、発芽玄米にしたほうが栄養価は高まる。

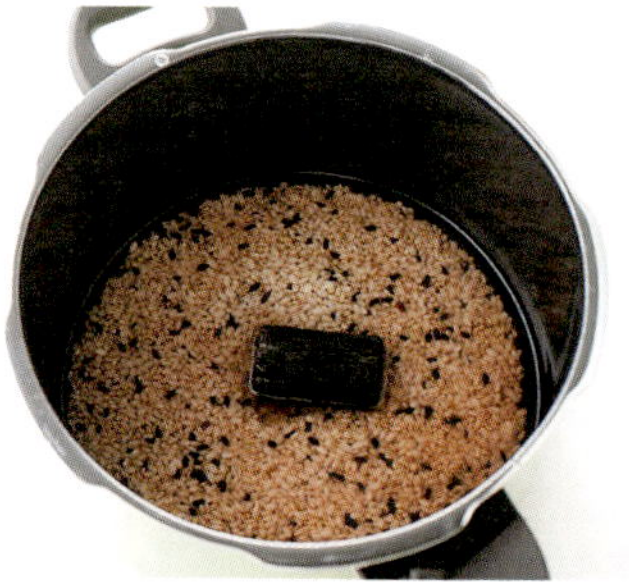

玄米に圧力をかけて短時間でやわらかく炊く方法。浸水時間が短くてすむのもメリット。この写真は黒米入り。

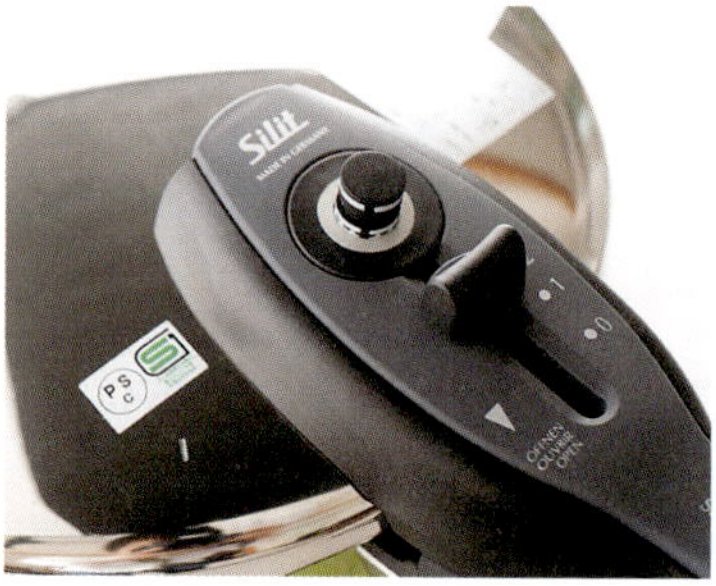


初めは中強火にかけ、ピンが上がったら、弱火にして炊く。火を止めたら完全にピンが下がるまで待ち、蓋を開ける。

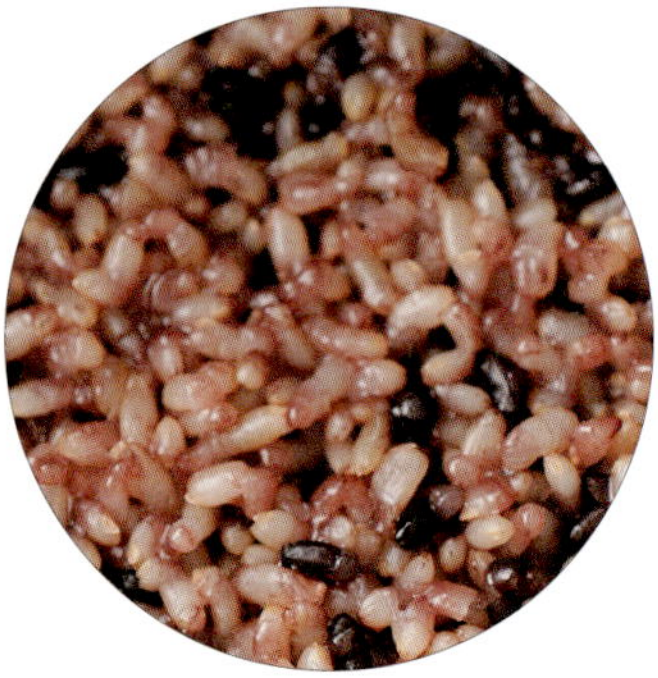

圧の力で外皮がやわらかくなり、もちっとした食感に。黒米を入れるとさらに粘り気が加わり、おこわのような食感に。

## 土鍋で　玄米を炊く

**材料**（4～6人分）
玄米……2合
水……3合～3と3/5合
　（玄米の1.5倍～1.8倍）
自然塩……ひとつまみ
あれば備長炭……1本
＊新米の場合は、水の量は1.5倍でよい。

**作り方**
1 米の洗い方、浸水法は、土鍋を使い、電気炊飯器の**2**までと同様にする。
2 土鍋の蓋をして火にかける。初めは中火で約10分、沸騰したら弱火にして約20分加熱。蓋を開けて、表面の水が引いたらごく弱火にし、蓋の穴に木栓をして、約25分炊く。
3 火から下ろして10分蒸らし、天地返しをする。

＊ごく弱火の調節が難しく、焦げる場合は、ガスマットを敷くと、火の当たりが弱くなる

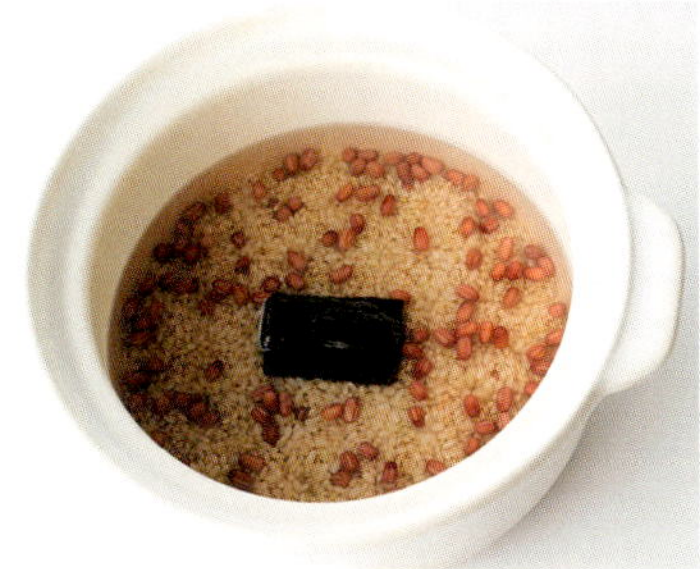

土鍋は火にかける時間が長いので、水の量は多めに。弱火でじっくり加熱することで、やわらかく炊きあがる。この写真は小豆入り。

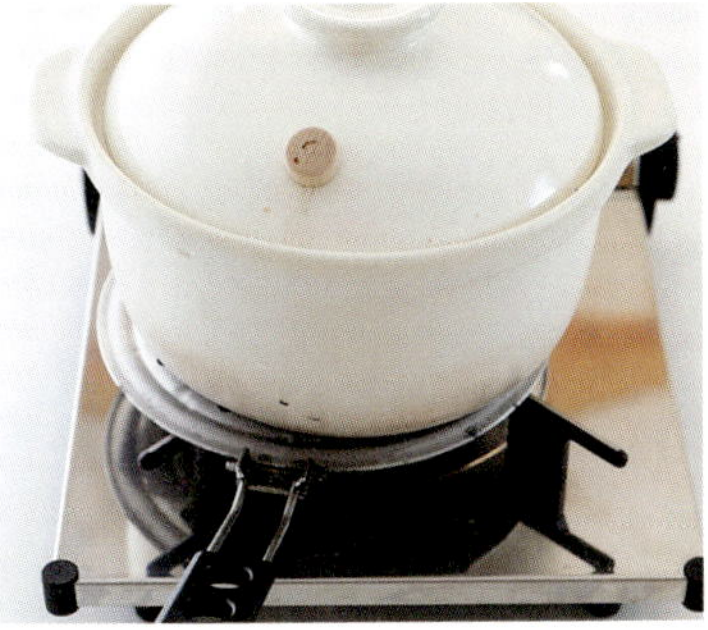

最後はごく弱火で水分を飛ばす。このとき、蓋の穴を栓でふさぎ、蒸気を中で回すのが、ふっくら仕上げるコツ。

じんわりと熱を通す土鍋ならではのおいしさ。うまみを逃さずふわりと炊ける。小豆入りは赤飯のような味。

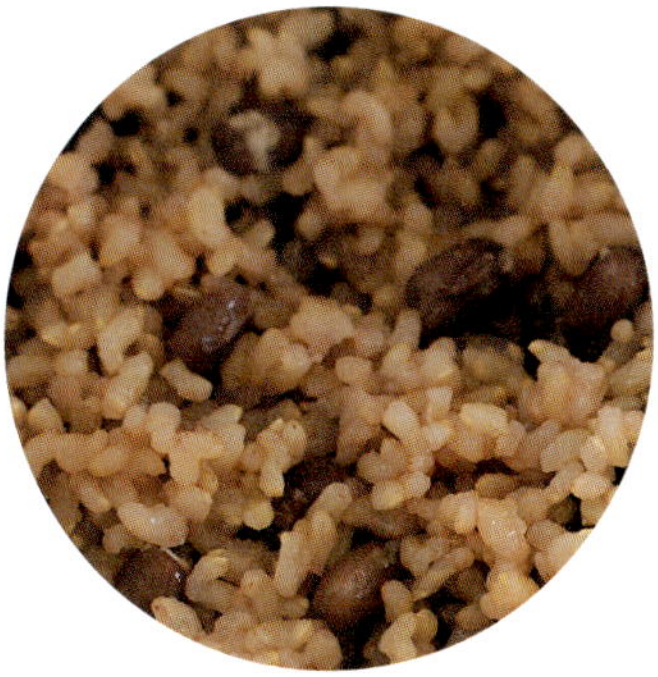

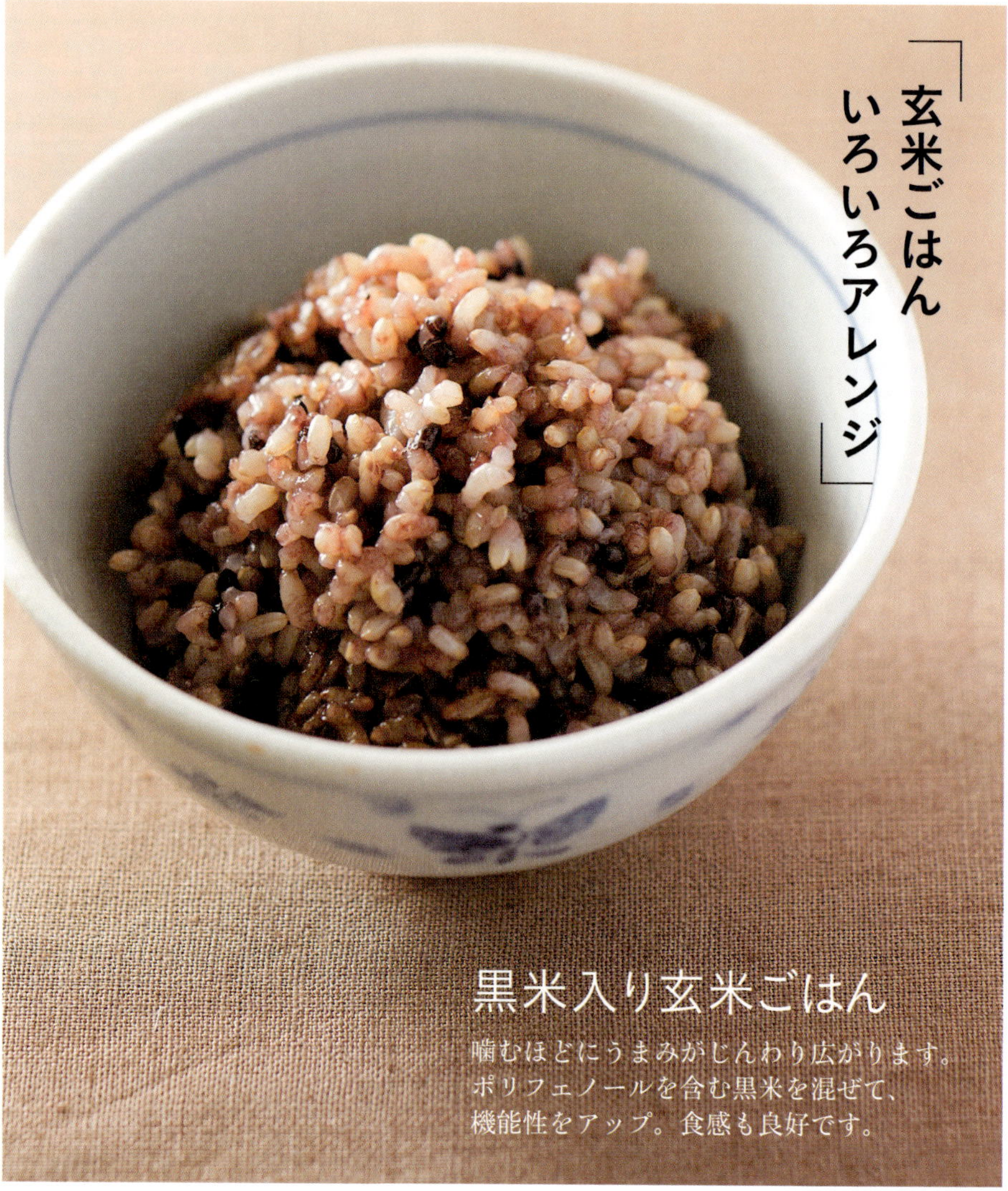


## 黒米入り玄米ごはん

噛むほどにうまみがじんわり広がります。
ポリフェノールを含む黒米を混ぜて、
機能性をアップ。食感も良好です。

**材料**（4～6人分）
黒米……大さじ2
玄米……黒米を含めて2合
水……炊飯道具の種類に準ずる
自然塩……ひとつまみ
あれば備長炭……1本

**作り方**
1 黒米と玄米を一緒に浸水する。
2 米の洗い方、浸水法は電気炊飯器の2までと同じにする。水加減は炊飯道具の種類に合わせる。
3 炊きあがって十分に蒸れたら、天地返しをする。

# 小豆入り玄米ごはん

豆を入れるとアミノ酸バランスは満点に！
小豆を一緒に炊き込むだけで、
ほの甘い親しみやすい味になります。

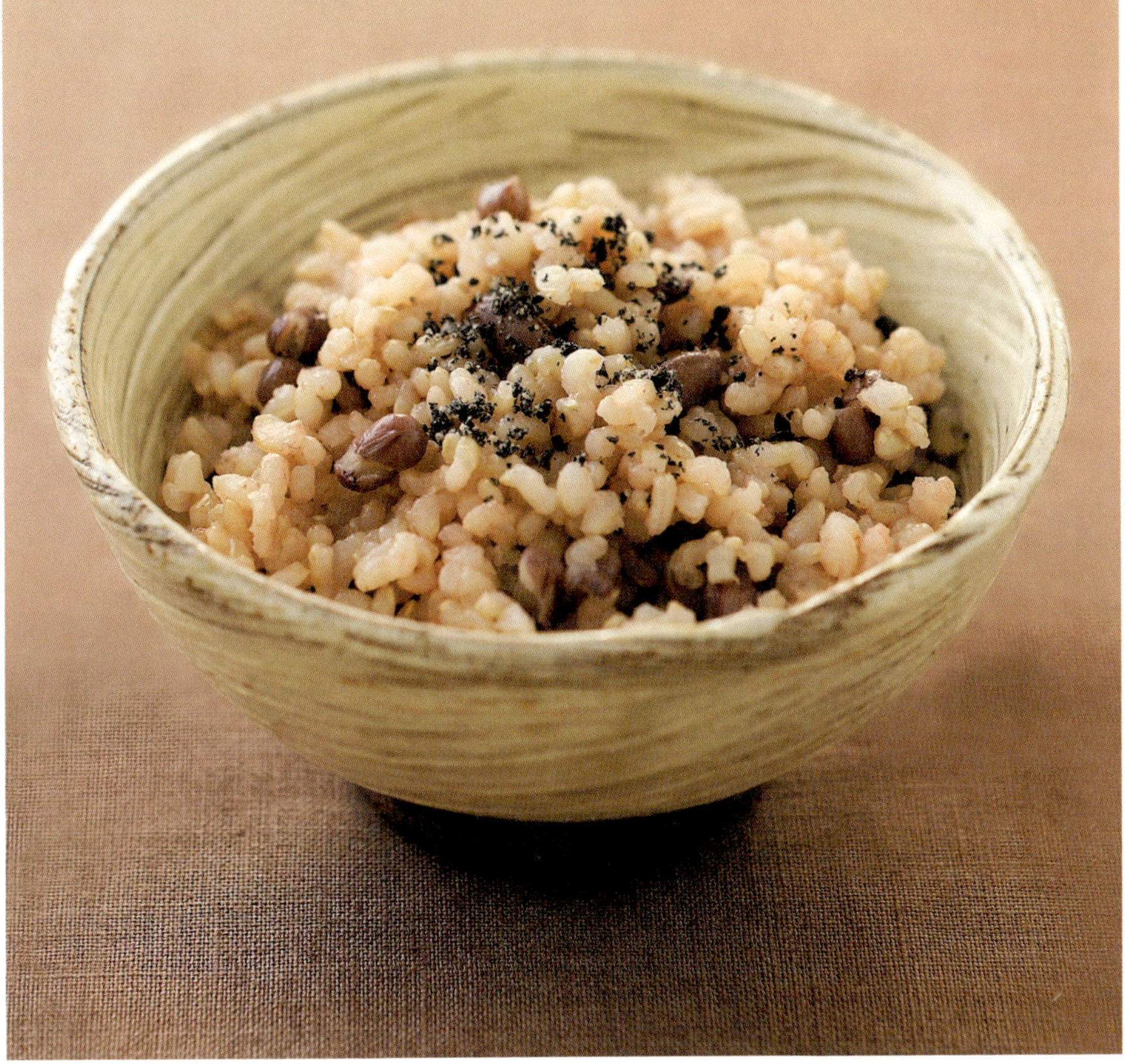

**材料**（4～6人分）
小豆……大さじ2～3
玄米……小豆を含めて2合
水……炊飯道具の種類に準ずる
自然塩……ひとつまみ
あれば備長炭……1本

**作り方**
1 小豆は玄米と一緒に浸水する。
2 米の洗い方、浸水法は電気炊飯器の2までと同様にする。水加減は炊飯道具の種類に合わせる。
3 炊きあがって十分に蒸れたら、天地返しをする。好みで、黒ごまをふる。

# しょうが混ぜ玄米ごはん

ピリッとしたしょうがの風味をきかせ、
酸味や香りのする具もいろいろ混ぜると
食欲がない日もおいしく食べやすい。

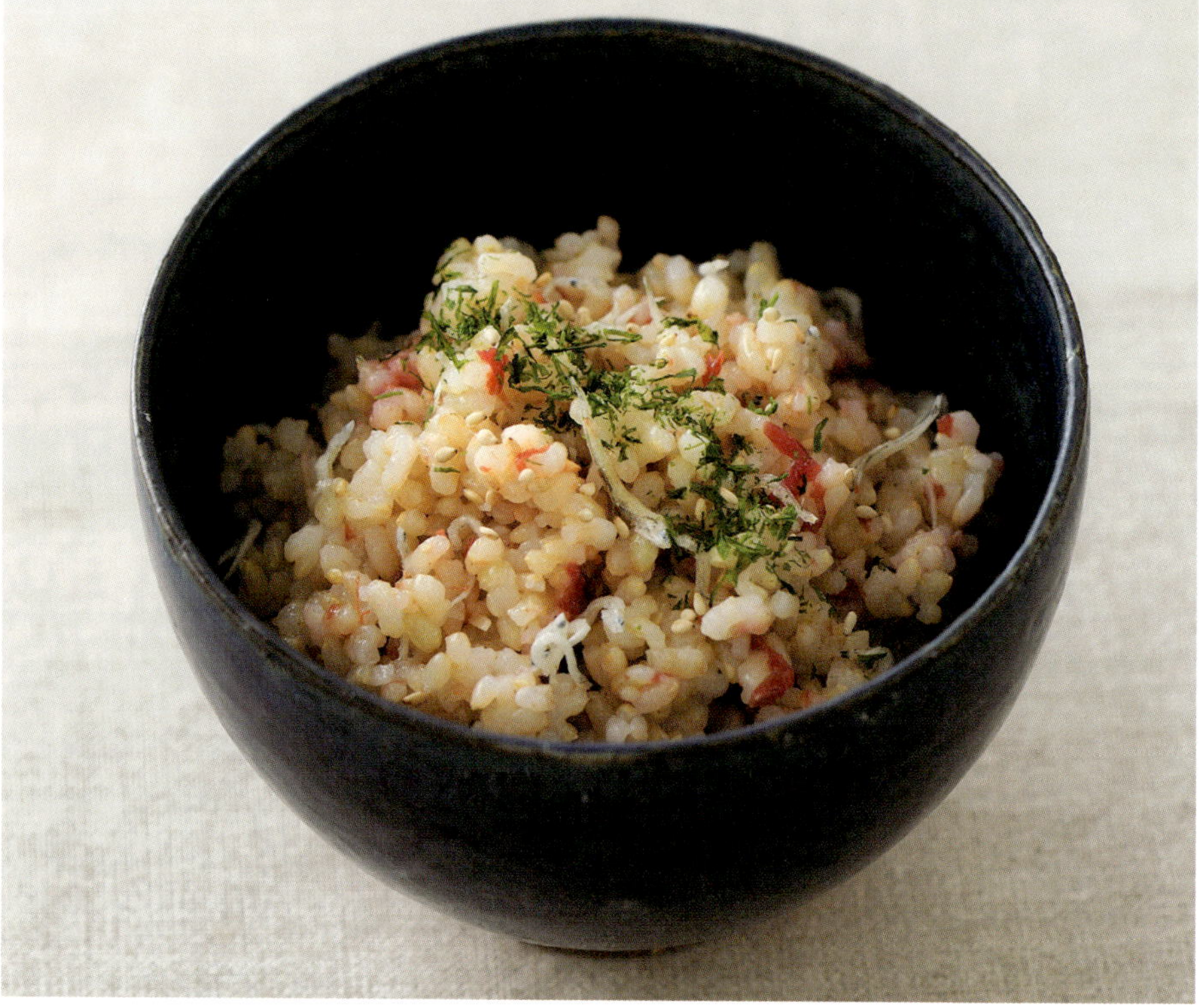

**材料**（2人分）
玄米ごはん……2杯分
しょうがの薄切り……10枚
梅干し（ペースト状）……小さじ2～3
白いりごま……小さじ1
ちりめんじゃこ……小さじ2
青のり……適宜

**作り方**
1 しょうがはせん切りにする。梅干しは種を取って包丁で叩き、ペースト状にする。
2 温かい玄米ごはんに、1と白ごま、ちりめんじゃこを加え、ざっくり混ぜる。
3 茶碗によそい、青のりをふる。

# 人参炊き込み玄米ごはん

人参のカロテンと昆布のミネラルがたっぷり。
じゃこやごまで風味をプラスして
栄養十分、食べごたえのある一碗に。

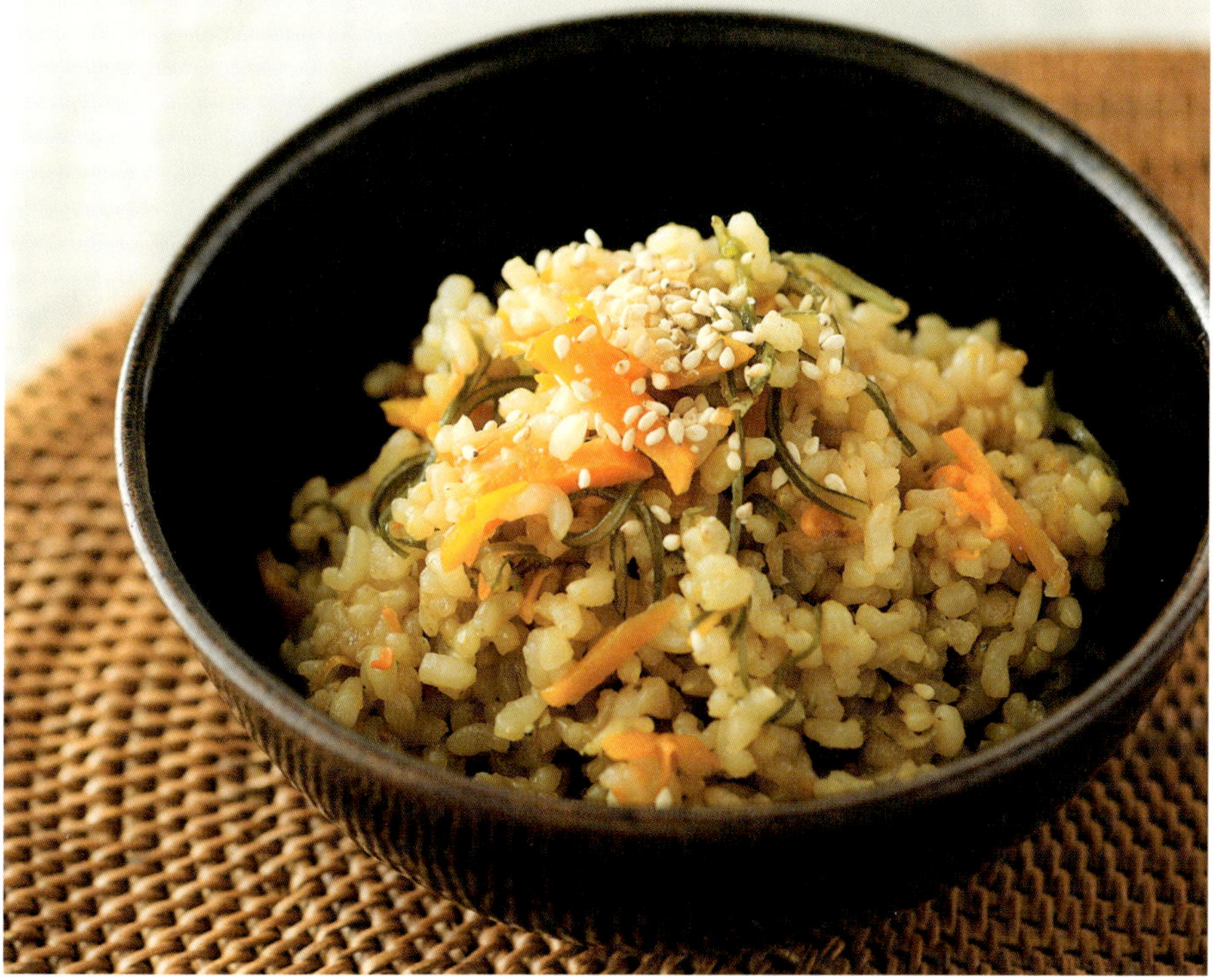

**材料**（4〜6人分）

玄米……２合
自然塩……少々
酒……20cc
しょうゆ……20cc
水……酒、しょうゆと合わせて、炊飯器の２合の目盛りまで
人参……１本
ちりめんじゃこ……20 g
刻み昆布……３ g
白いりごま……適量

**作り方**

1. 玄米は洗って一晩水に浸けておく。水の量は、炊飯器の玄米２合の目盛りに合わせる。
2. 人参は３cm 長さのせん切りにする。
3. 1を炊く直前に酒としょうゆの分の水を減らし、酒、しょうゆ、塩を入れてさっと混ぜる。
4. 刻み昆布、人参、ちりめんじゃこの順に3の上にのせて、炊飯器の玄米モードで炊く。炊きあがったら、白ごまをまぶす。

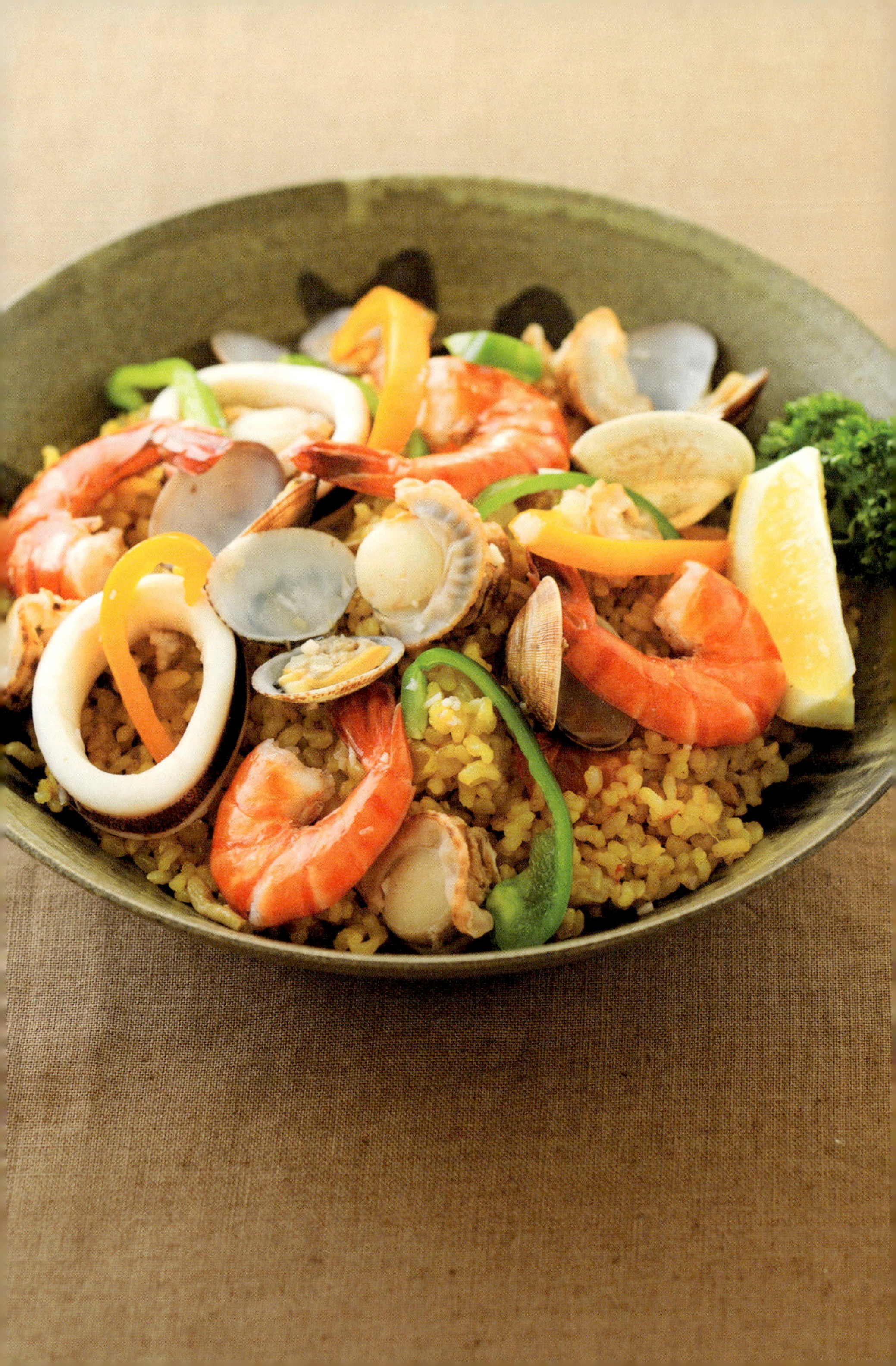

# 玄米パエリア

魚介類と多彩な野菜に火を通し、
煮汁で炊いた玄米と混ぜ合わる手法で
ゴージャスなパエリアの完成！

**材料**（4人分）
玄米……２合
魚介類（いか、えび、ほたて、あさりなど）
……合わせて200～300ｇ
玉ねぎ……1/2個
トマト……１個
しめじ……1/2パック
ピーマン……１個
パプリカ……1/2個
にんにく……１片
サフラン……ひとつまみ（0.1ｇ）
オリーブオイル……大さじ１＋大さじ１
白ワイン（または日本酒）……50cc
自然塩……小さじ1/2
黒こしょう……少々
くし形レモン……適量

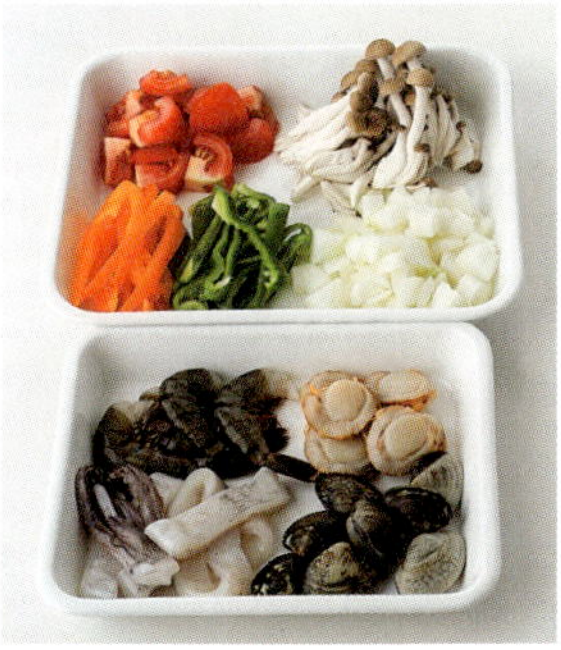

**作り方**
1　浸水した玄米は炊く前にざるに上げておく。魚介類は下ごしらえをしておく。
2　玉ねぎは粗みじん切りにし、トマトはさいの目に切り、しめじはほぐす。ピーマン、パプリカは細切り、にんにくはみじん切りにする。サフランは50ccのぬるま湯に浸して色を出しておく。
3　フライパンにオリーブオイル大さじ１とにんにくを入れて火にかけ、香りが出たら魚介類を炒める。ピーマンとパプリカを入れて白ワインを加え、蓋をして蒸す。火が通ったら取り出し、具と煮汁を分ける。
4　空いたフライパンにオリーブオイル大さじ１を足し、玉ねぎを炒め、透き通ってきたらトマトを加えてさっと炒める。
5　炊飯器に玄米、**3**の魚介の煮汁、サフラン水を入れ、目盛りまで水を入れる。**4**としめじ、塩、こしょうを加えて玄米モードで炊く。
6　天地返しをし、**3**の具を混ぜ合わせる。器に盛り、レモンを添える。

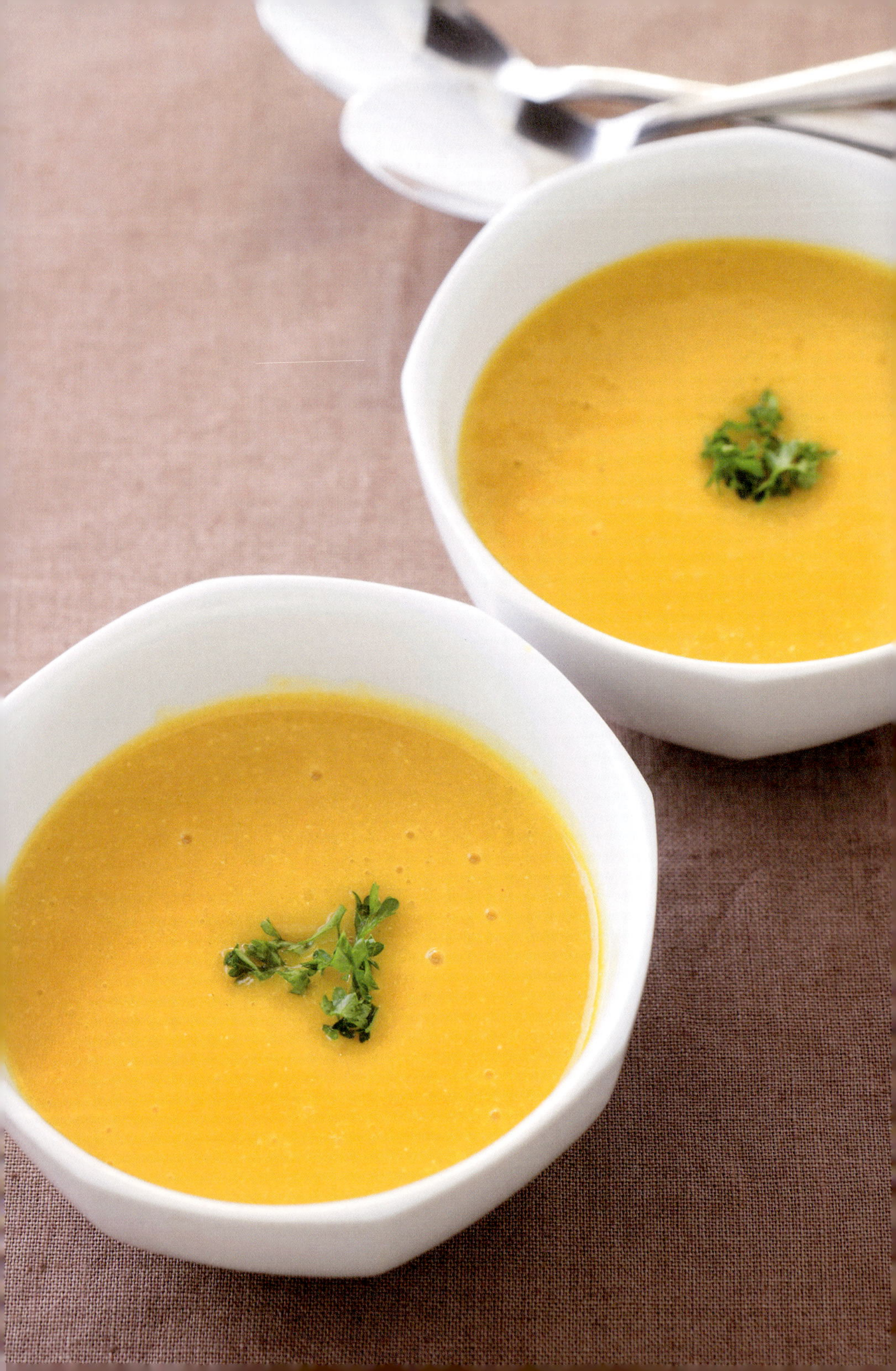

# 玄米ポタージュ

野菜スープと玄米ごはんを一緒に撹拌《かくはん》。
コクがあって、とろ〜りのど越しもよく、
調子のでない日のパワーアップに最適。

**材料**（2人分）
免疫力アップ野菜スープ
……できあがりの半量程度
玄米ごはん……90〜100g
水……適宜
塩、こしょう……適宜
パセリ……少々

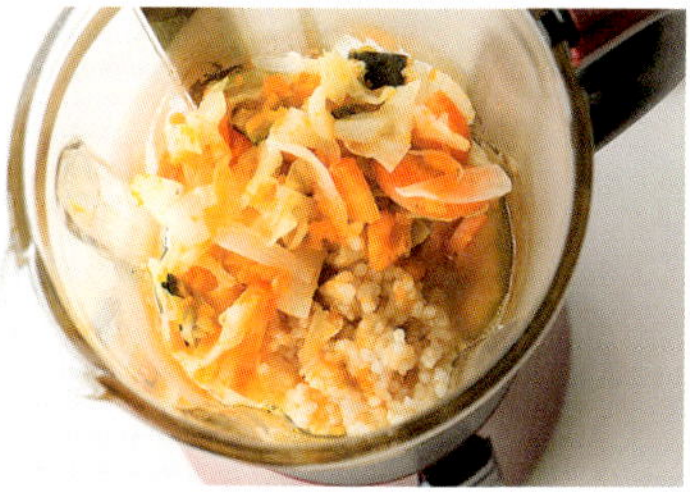

免疫力アップ野菜スープ（143ページ参照）を利用し、玄米ごはんとともにミキサーでペースト状に。

**作り方**

1 ミキサーに玄米ごはんと野菜スープを入れて撹拌し、ポタージュ状にする。
2 1を鍋に入れて火にかける。水で好みの濃度に調節し、塩、こしょうで味を調え、刻みパセリをのせる。

＊消化がよいので、体調が悪いとき、病気の回復期、赤ちゃんの離乳食などにもおすすめ。
＊水の代わりに無調整豆乳でもよい。かぼちゃの割合を多くすると、甘味のあるポタージュになる。

# 一日一回は摂りたいみそ汁

みそ汁は「飲む点滴」と言われるほど栄養のあるものです。すぐれたタンパク源である大豆を、麹菌で発酵させて造るみそは、腸内の善玉菌を増やし、腸内環境を整えます。

このみそをだしで溶いて、いろいろな野菜や大豆製品、海藻類を加えるだけで、栄養的には完璧に近くなります。玄米ごはんに合う具だくさんのみそ汁を、朝食か夕食に必ずつけるようにして、病気から身を守りましょう。

## だしの準備

みそ汁のだしは煮干し、または昆布で取るのが一般的です。煮干しは小いわしを干したものが多く、濃厚な味が出ます。昆布は特有の香りを持つやさしい味なので、かつお節と合わせてもいいでしょう。煮干しも昆布も、水に浸けて冷蔵庫に用意しておくと、便利です。

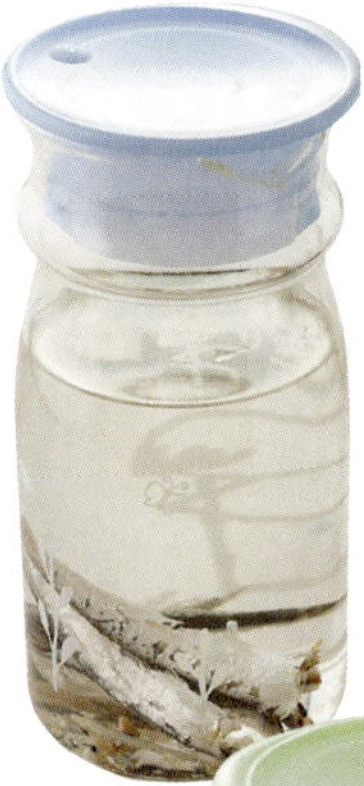

〔 煮干し水 〕

煮干し（大）は頭とワタを取り除く。水2カップに対して煮干し3～4本を入れて浸け、冷蔵庫に入れておく。2日くらい保存できる。

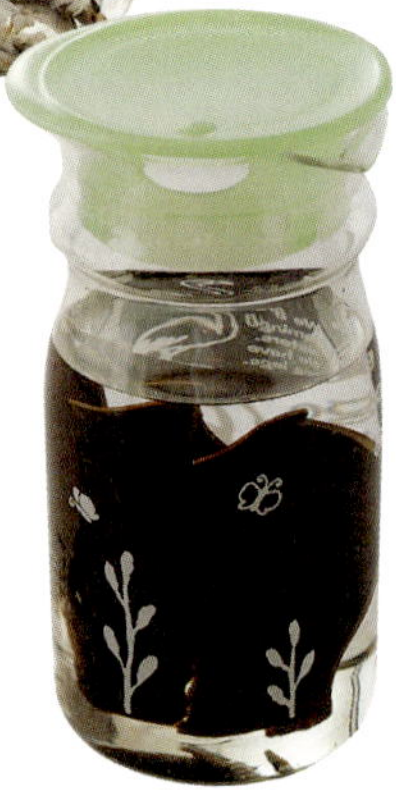

〔 昆布水 〕

水2カップに対して昆布3～4cmを入れて浸け、冷蔵庫に入れておく。3～4日保存できる。

### 手軽なかつお昆布だしの取り方

1 作り置きした昆布水を鍋に入れ、火にかける。沸騰直前に昆布を取り出す。火加減は10分くらいかけて沸騰する程度にすると、昆布のだしがよく出る。
2 かつお節を漉しざるに入れて、鍋の縁にかけ、弱火で10分煮出す。ざるごとかつお節を取り出す。

## 豆腐とわかめのみそ汁
### （かつお昆布だし）

**材料**（2人分）
だし〈昆布水 2カップ、かつお節 5g（軽くひとつかみ）〉、豆腐 1/4丁、わかめ 適量、長ねぎ 少々、みそ 大さじ1～1と1/2

**作り方**
1 豆腐はさいの目に切り、長ねぎは小口切りにする。
2 かつお昆布だしを作り、豆腐とわかめを加える。
3 ひと煮立ちしたら火を止め、みそを溶き入れる。最後に長ねぎを加える。

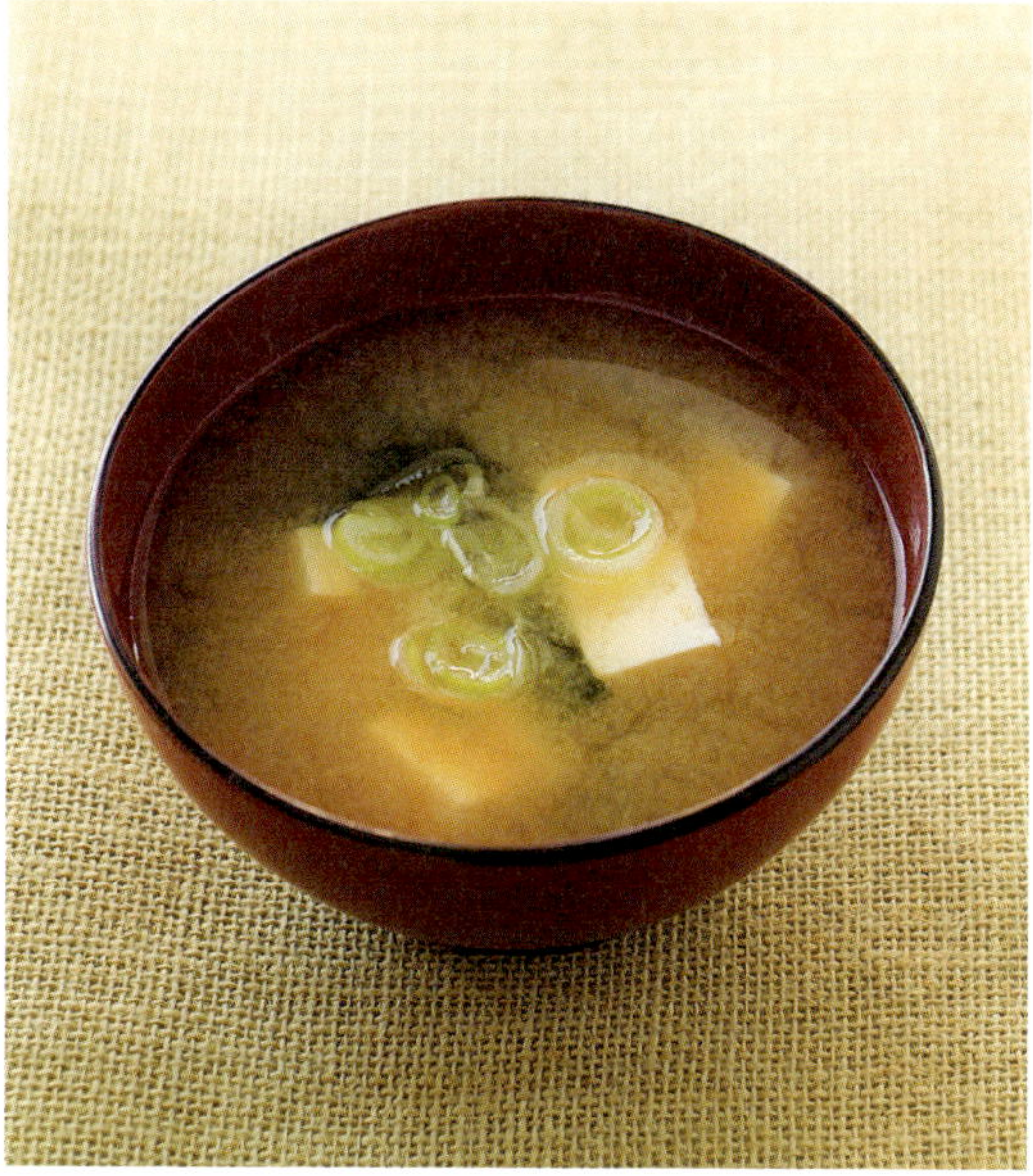

## 青菜と油揚げのみそ汁（煮干しだし）

**材料**（2人分）
だし〈煮干し水 2カップ〉、小松菜 2株、油揚げ 1/2枚、みそ 大さじ1～1と1/2

**作り方**
1 小松菜は食べやすい長さに切る。油揚げは熱湯をかけて油抜きをし、細切りにする。
2 煮干し水を鍋に入れて火にかけ、沸騰したら弱火にして10分ほど煮る。
3 煮干しを取り出し、1を入れてひと煮立ちしたら火を止め、みそを溶き入れる。

＊固い根菜類を入れるときは、煮干し水と一緒に煮込むとよい。

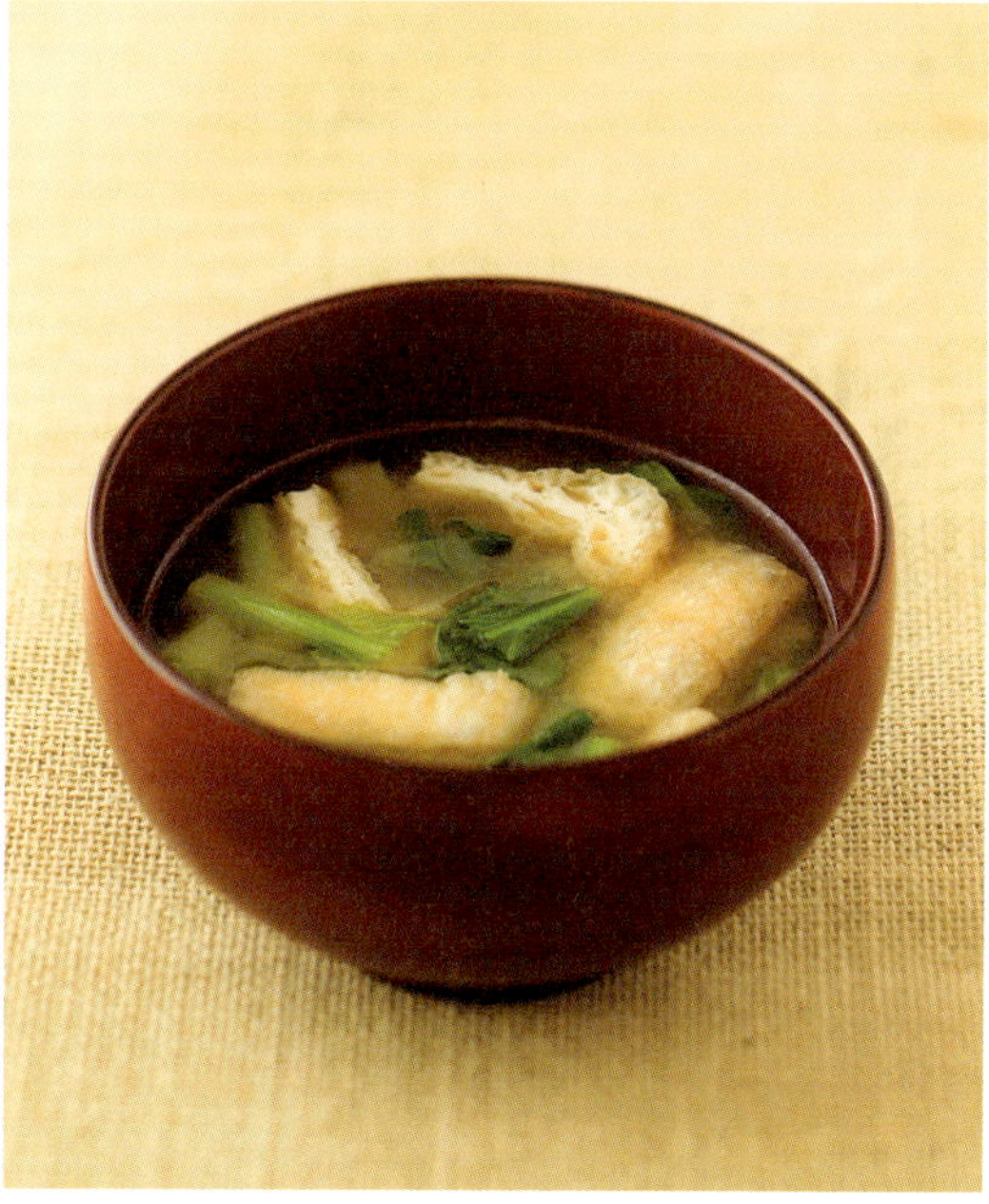

# けんちんみそ汁

根菜類から出るだしも加わって、濃厚な味わい。
煮干しも具にして食べれば、
これだけで栄養豊富なおかずになります。

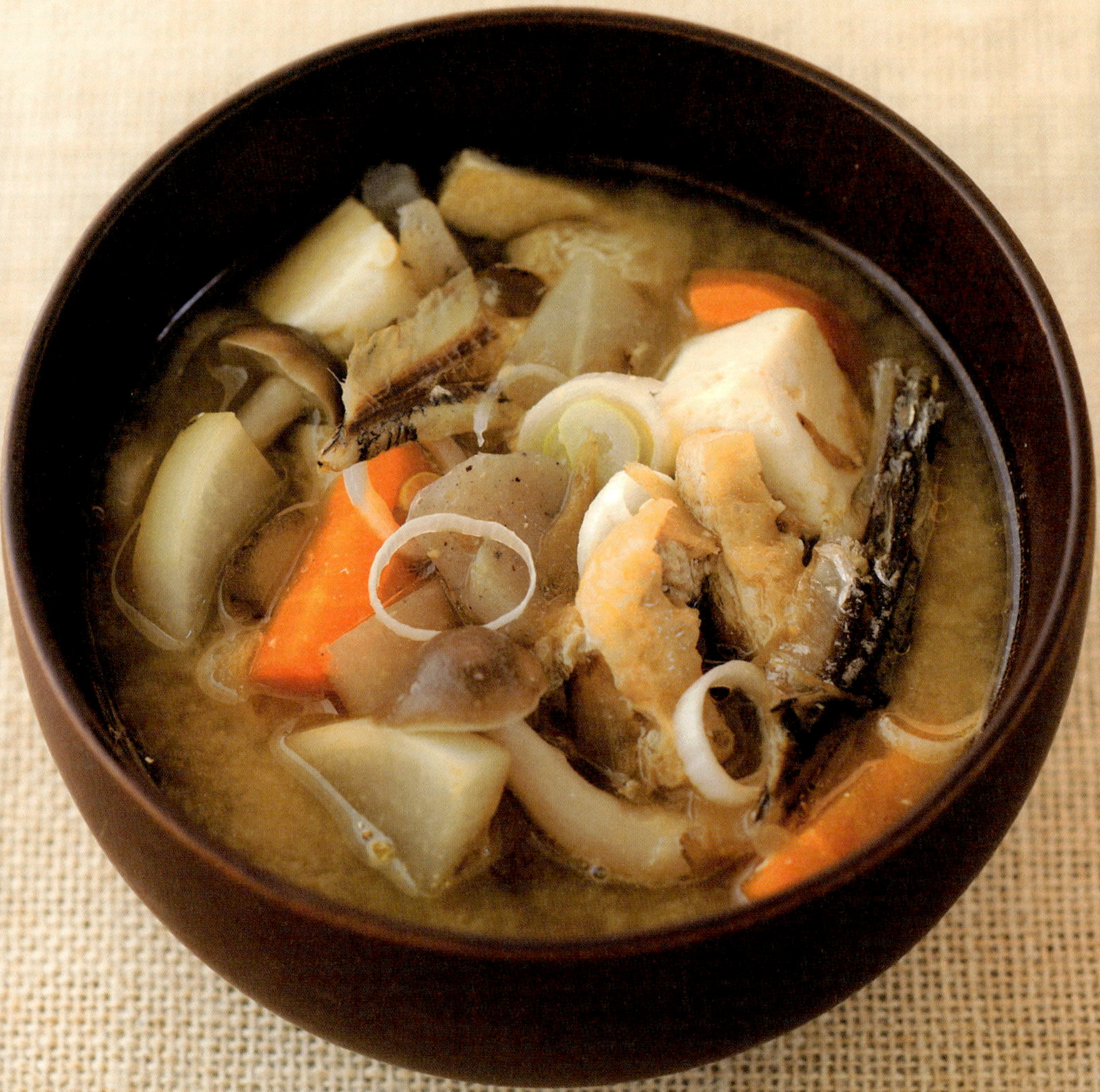

**材料**（2～3人分）
だし（煮干し水）
水……2と1/2カップ
煮干し……4～5本
ごぼう……1/6本
人参……1/6本
大根……3cm
しめじ……1/4パック
こんにゃく……1/4枚
油揚げ……1/2枚
木綿豆腐……1/4丁
長ねぎ……1/4本
みそ……大さじ2前後
ごま油……少々

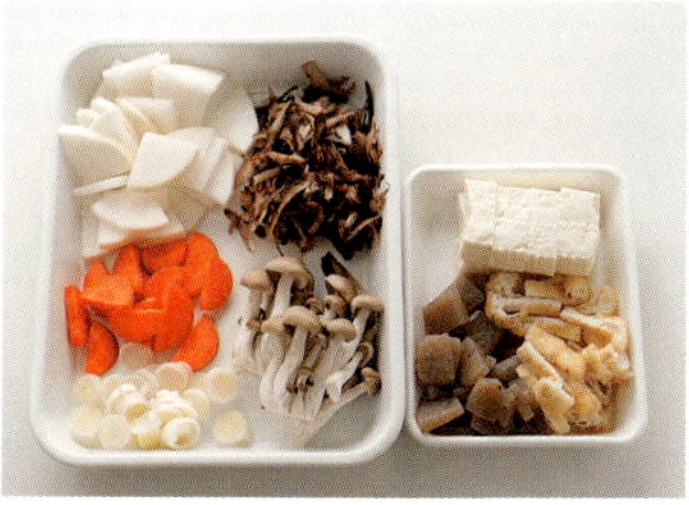

**作り方**
1 分量の水と煮干しで煮干し水を作っておく。
2 ごぼうは笹がき、人参と大根はいちょう切りにし、しめじはほぐしておく。こんにゃくはゆでてアクを抜き、油揚げは熱湯をかけて油抜きし、どちらも短冊切りにする。豆腐はさいの目に切り、長ねぎは小口切りにする。
3 鍋にごま油を入れ、ごぼう、人参、大根、こんにゃくの順にさっと炒める。
4 **3**に煮干し水を入れて、しめじと油揚げを加え、蓋をする。沸騰したら弱火にし、約20分煮込む。
5 材料がやわらかく煮えたら、豆腐を加えて火を止め、みそを溶き入れ、仕上げに長ねぎを散らす。

## お湯を注ぐだけのみそ玉

みそにかつお節や具を混ぜ込み、ラップに包んで保存しておけば、手作りのインスタントみそ汁に。忙しい朝や、お弁当にも重宝します。

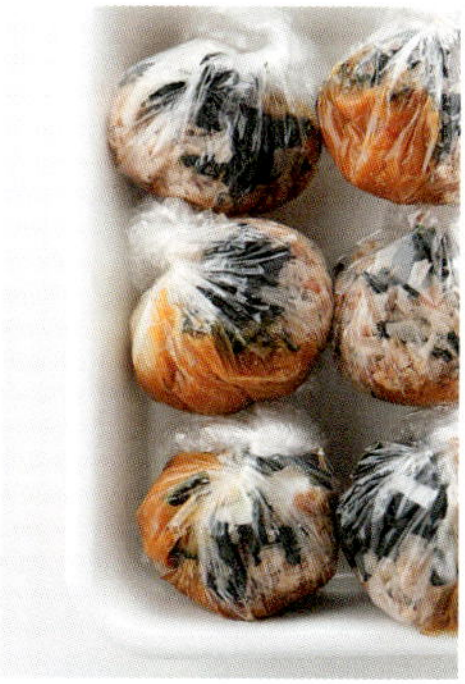

1杯分ずつ丸めて作り置きし、冷蔵庫か冷凍庫で保存。湯で溶くだけで、みそ汁に。

**材料**（1個分）
みそ 小さじ1～2、かつお節と乾燥わかめ 各ひとつまみ、長ねぎの粗みじん切りと麩 各少々
＊1度に10～20個分を作り置きすると便利。

**作り方**
1 ラップに材料を入れて丸め、冷蔵庫または冷凍庫で保存する。
2 みそ玉をお椀に入れて熱湯を適量注ぐと、無添加のみそ汁になる。

＊具材は、とろろ昆布、切り干し大根、乾燥野菜などもおすすめ。

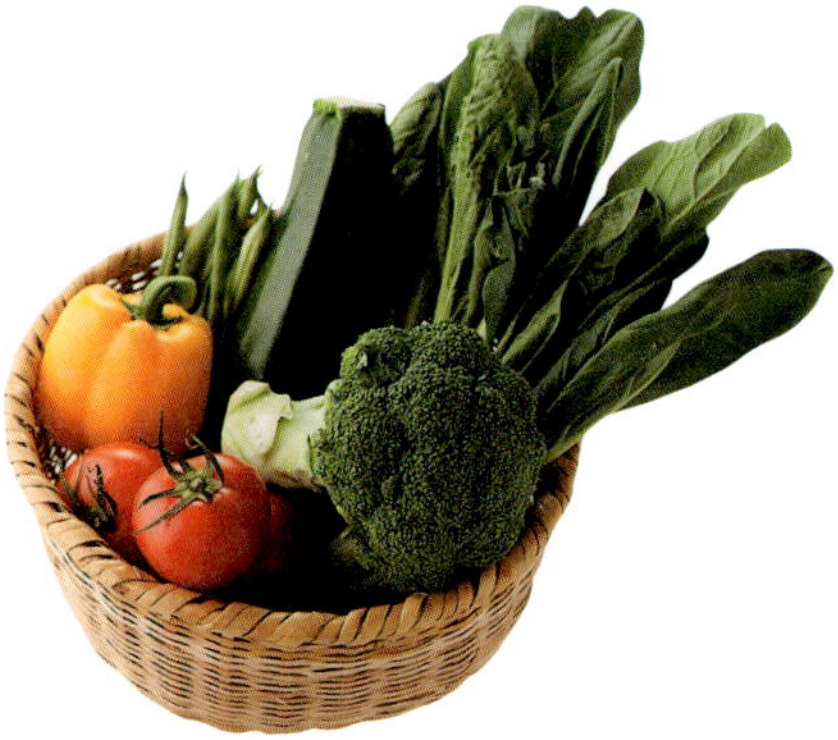

# 野菜は4つの調理法で食べる

体調をキープするには、野菜をたっぷり摂ることが何より大事です。抗酸化物質のビタミン、ミネラル、ファイトケミカルを多く含むので、認知症の予防にもなります。野菜、海藻、きのこを合わせた摂取量は、一日350g以上が目安です。

野菜の食べ方がよくわかるように、ここでは「ゆでて和える」「煮る」「炒める」「サラダ」の4つの調理法を紹介しました。いろいろな色の野菜をまんべんなく使うようにすれば、健康効果がより高まります。

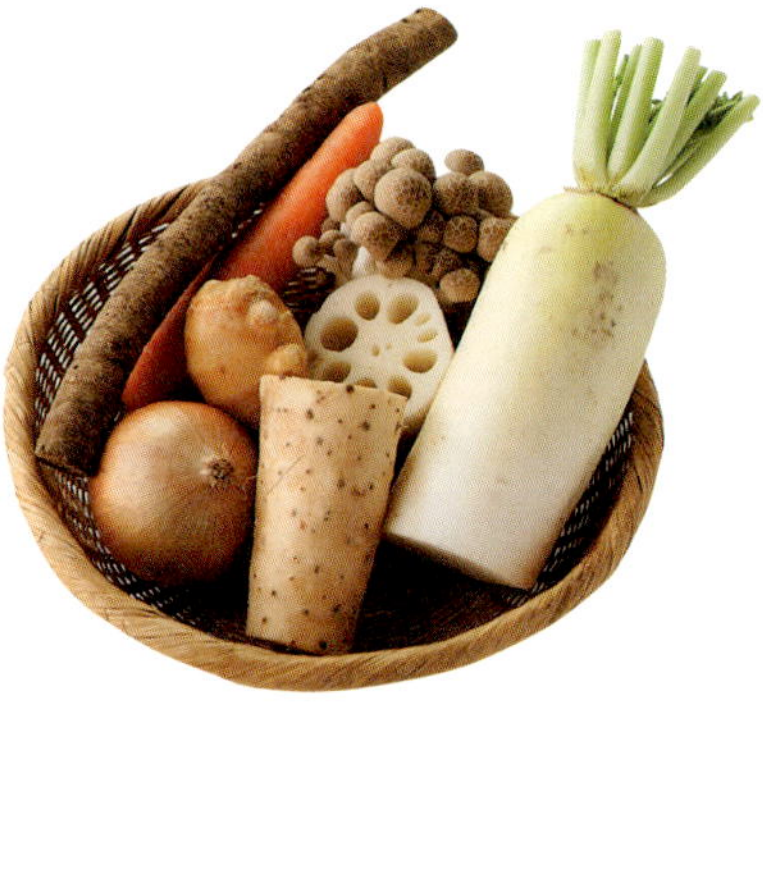

# キャベツの梅しょうゆ和え

ゆでて和える

「切る」「ゆでる」「和える」の３ステップで
簡単においしくできる野菜のおかず。
梅干しは消化を促し、肝機能を高めます。

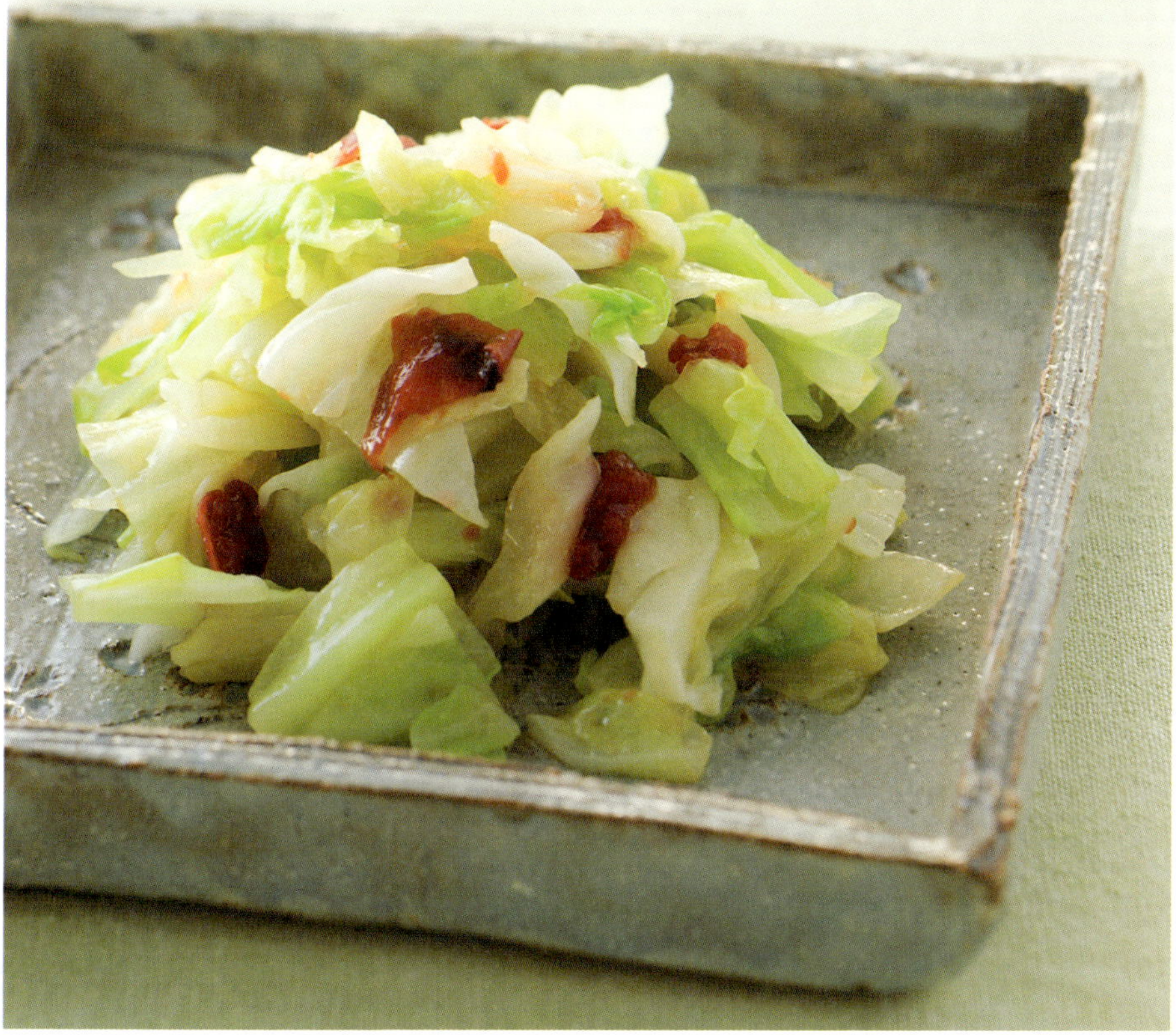

**材料**（２人分）
キャベツ……140 g（約 1/8 個）
梅干し……大１個
しょうゆ……小さじ 1/2
えごま油……小さじ２

**作り方**
1 梅干しは種を取ってつぶし、ボウルに入れて、しょうゆとえごま油を混ぜておく。
2 キャベツは一口大のざく切りにし、塩少々を加えた熱湯でさっとゆで、ざるに上げて水気を絞る。
3 2を1で和える。好みでかつお節をかけてもよい。

ゆでて和える

# 人参といんげんのきな粉ごま和え

2色のゆで野菜に、抗酸化作用のあるきな粉やごまをたっぷりまぶして、ほんのり甘く、風味よく仕上げます。

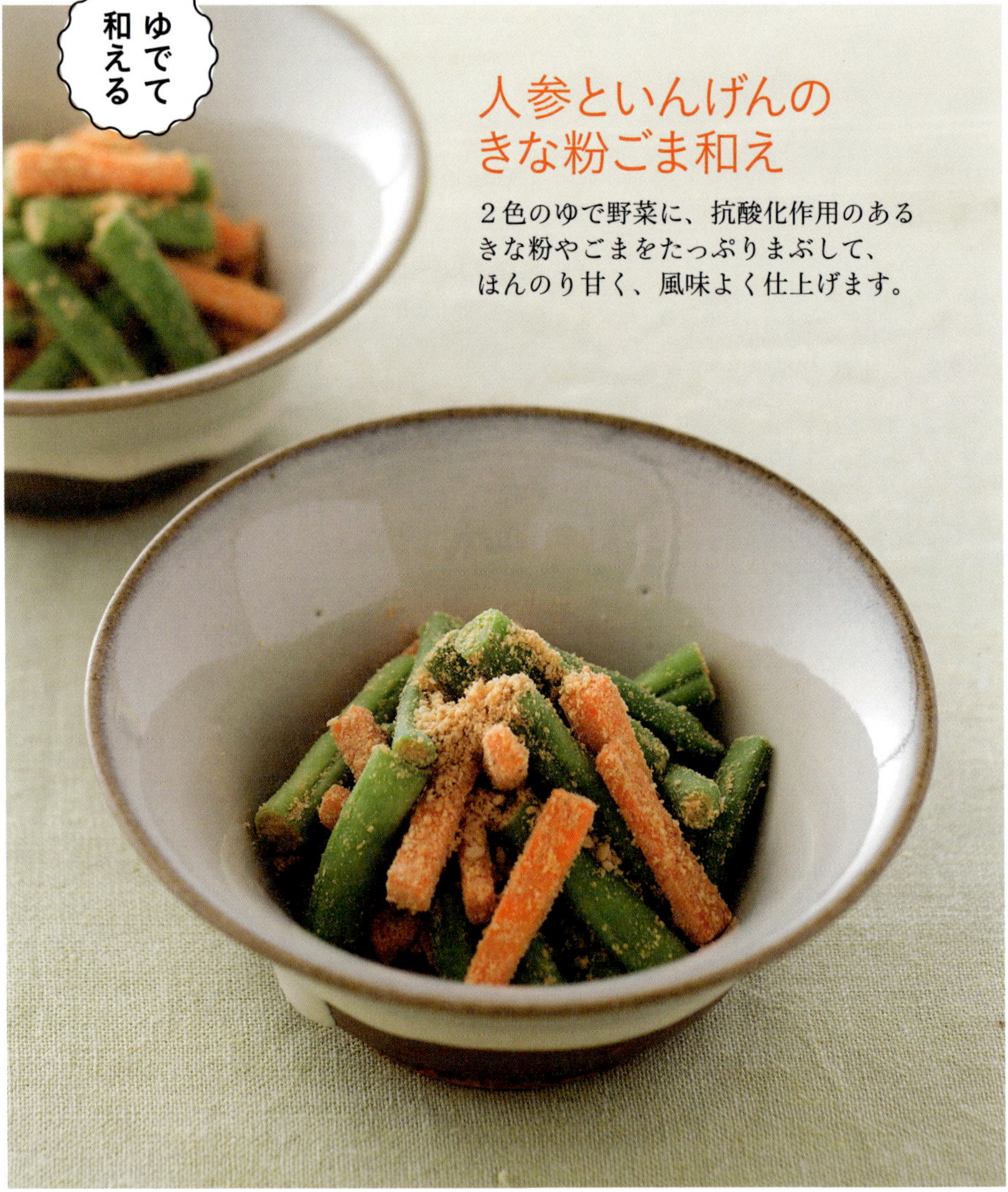

**材料**（2人分）

人参……1/4本
いんげん……6本
白すりごま……大さじ1
きな粉……大さじ1
塩……ひとつまみ

**作り方**

**1** ボウルにすりごま、きな粉、塩を混ぜ合わせる。

**2** 人参は4cm長さの拍子木切りにし、いんげんは人参と長さを合わせて切る。それぞれ塩少々を加えた熱湯で色よくゆで、水気をきる。

**3** **2**が温かいうちに**1**に入れて和える。

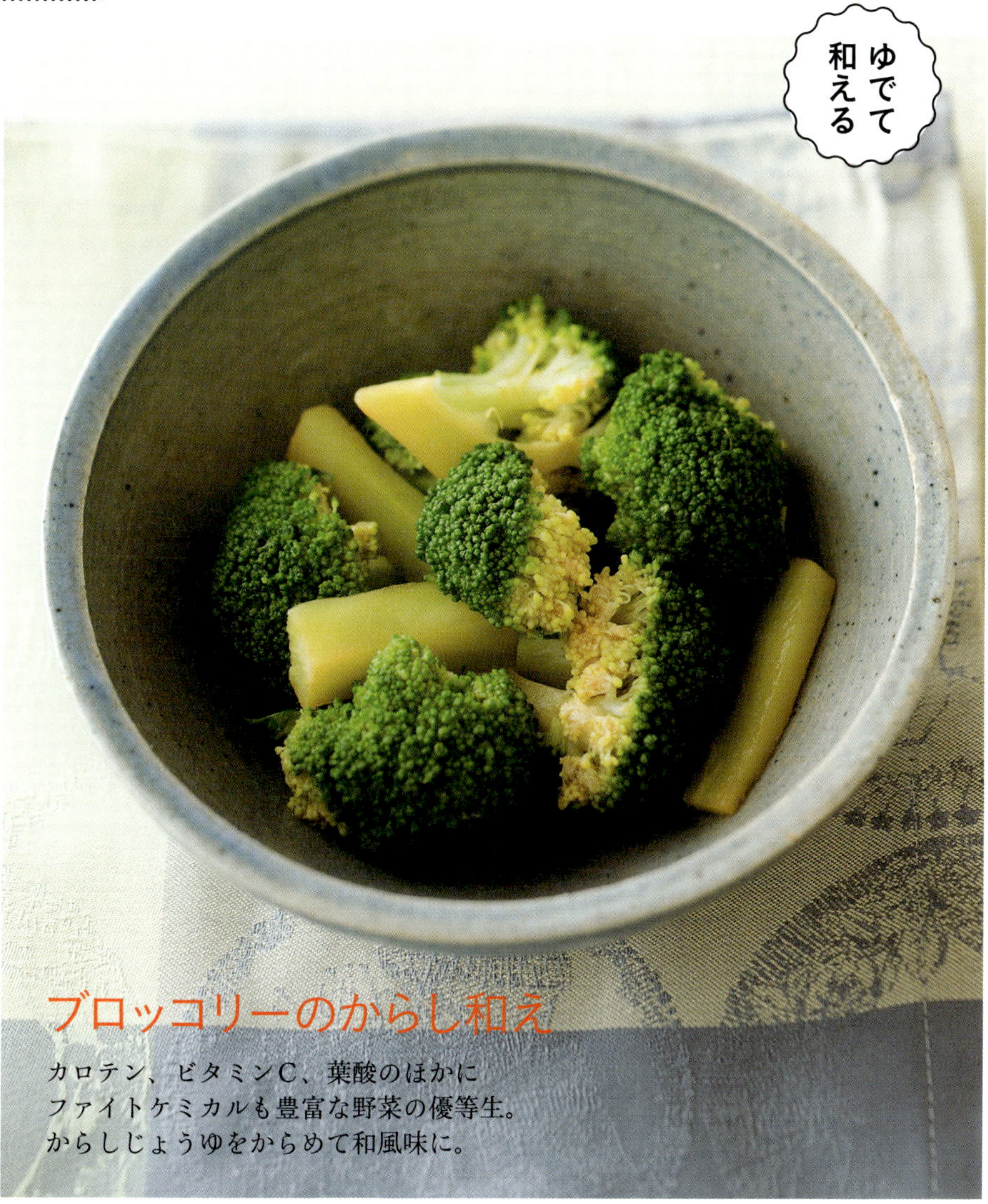


# ブロッコリーのからし和え

カロテン、ビタミンC、葉酸のほかに
ファイトケミカルも豊富な野菜の優等生。
からしじょうゆをからめて和風味に。

**材料**（2人分）

ブロッコリー……1/2房
練りからし……2cm分
しょうゆ……小さじ1
昆布水または水……小さじ1

**作り方**

1 ブロッコリーは小房に切り分け、塩少々を加えた熱湯で色よくゆでて、水気をきる。
2 ボウルに練りからし、しょうゆ、昆布水（水）を混ぜ合わせる。
3 1を2で和える。

煮る

# 小松菜と厚揚げのさっと煮

全部の材料を鍋に入れ、火にかけるだけ。
手軽に野菜の煮ものが食べられます。
桜えびを入れて、風味と栄養をプラス。

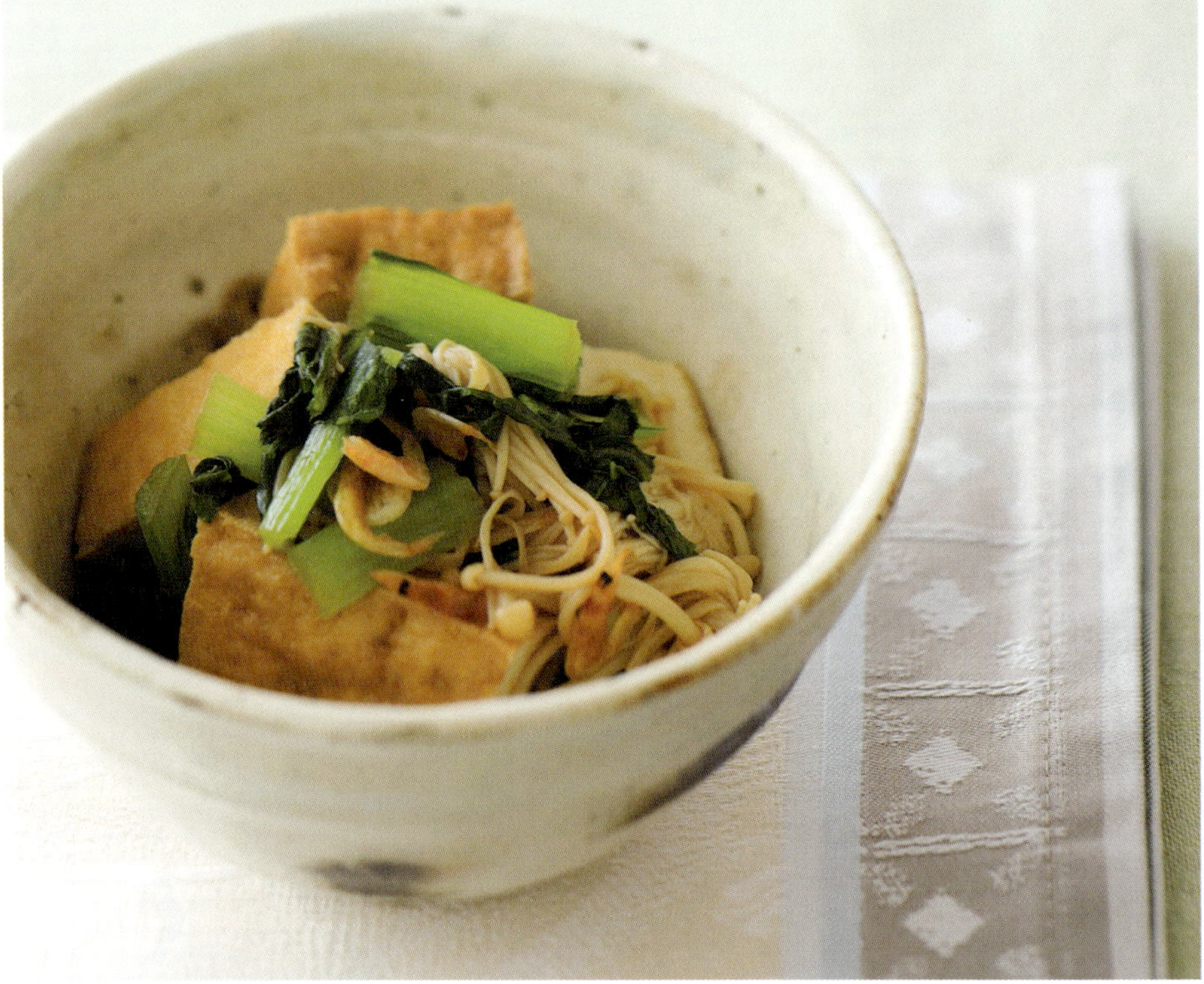

**材料**（2〜3人分）
小松菜……1/2束
厚揚げ……1枚
えのき……1/2袋
桜えび……3g
だし……100cc
（無添加粉末だしの素小さじ1＋水100cc）
しょうゆ……大さじ1
みりん……大さじ1

**作り方**
1 小松菜はよく洗い、3cm長さに切る。厚揚げは熱湯をかけて油抜きし、一口大に切る。えのきは根元を少し切ってほぐす。
2 鍋にえのき、小松菜、厚揚げ、桜えびを入れて、だしを加え、蓋をして火にかける。
3 沸騰したら、しょうゆとみりんを加え、弱火で5分くらい煮る。

煮る

# 免疫力アップ野菜スープ

野菜を煮込むだけなのに、旨味十分。
ファイトケミカルが集結して
体にやさしく作用し、元気にしてくれます。

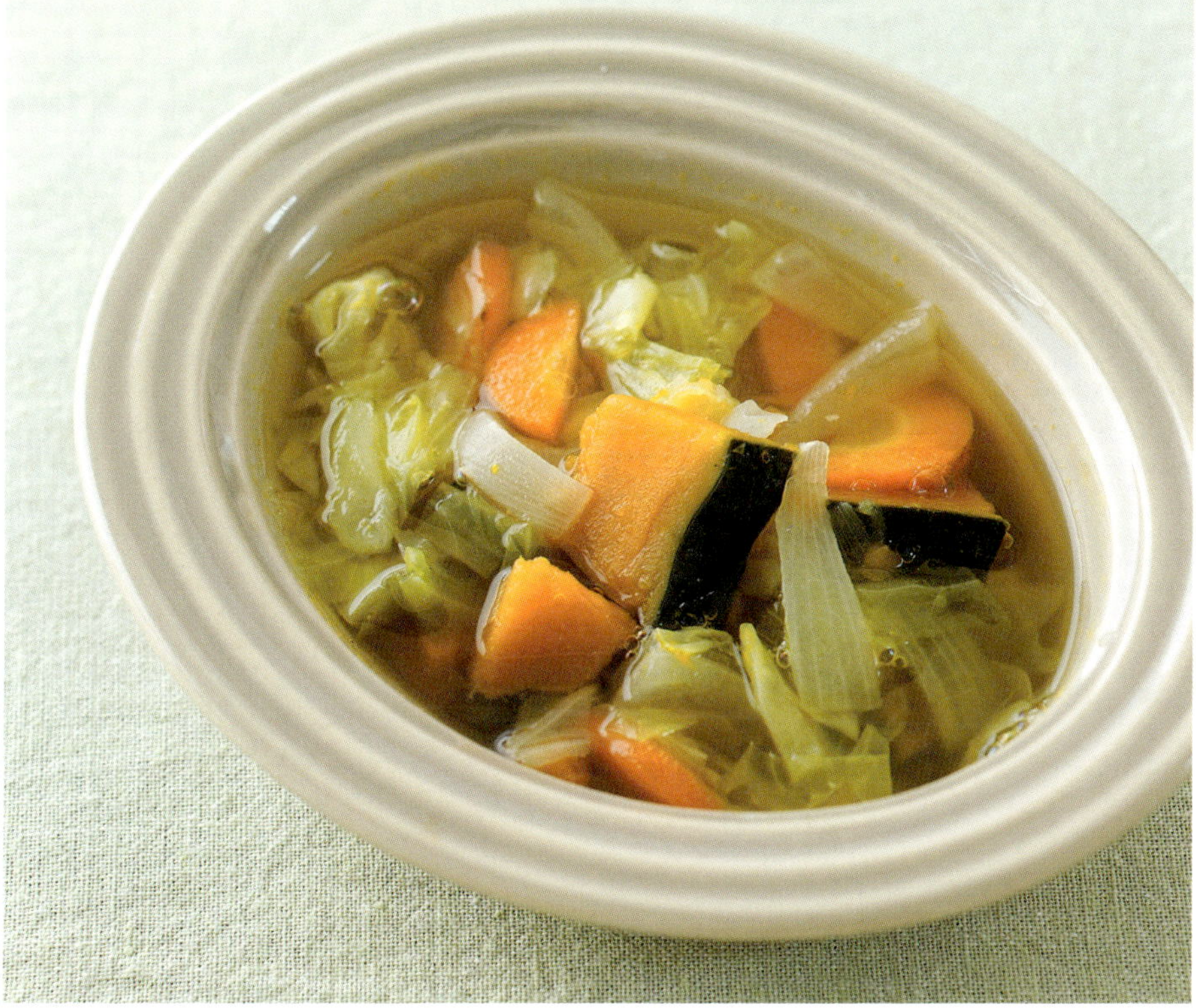

**材料**（2～3人分）

キャベツ……100 g
玉ねぎ……100 g
かぼちゃ……100 g
人参……100 g
水……3カップ程度
塩……小さじ 1/2

**作り方**

1 野菜は食べやすい大きさに切る。人参、かぼちゃはなるべく皮をむかずに使う。
2 厚手の鍋にキャベツ、玉ねぎ、かぼちゃ、人参の順に重ねる。
3 水を加えてしっかり蓋をし、火にかける。初めは中強火で、沸騰したら弱火にして20分ほど煮込む。途中かき混ぜないこと。
4 最後に塩を加えて、やさしく混ぜる。

＊ほかの野菜や鶏肉、魚介類を加えてもよい。

煮る

# 根菜ミネストローネ

食物繊維が多く、体を温める根菜類に
押し麦を加えた具だくさんスープです。
鶏肉入りだから、一品でメイン料理にも。

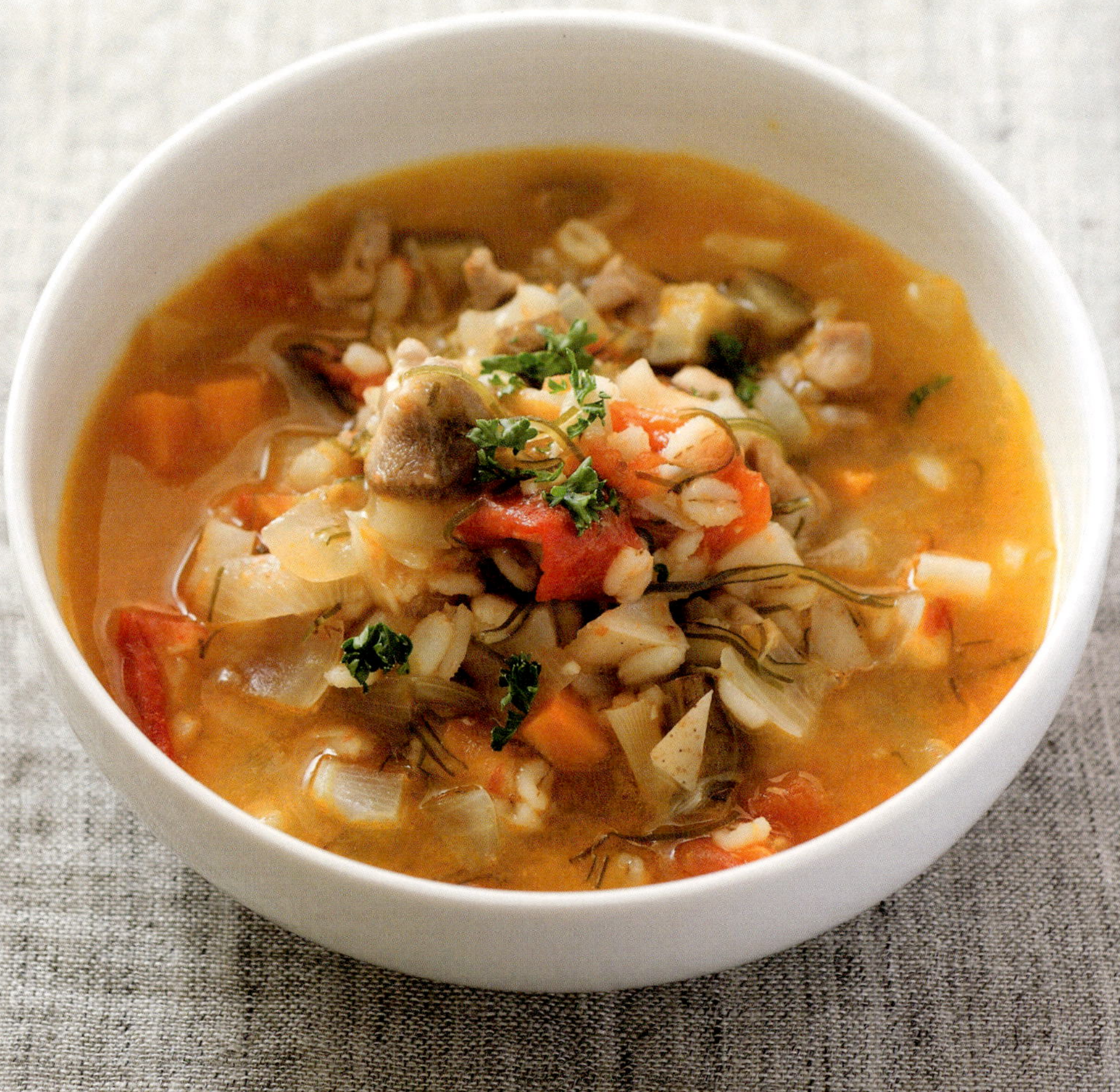

**材料**（3人分）
鶏もも肉……150 g（1/2枚）
玉ねぎ……1/2個
ごぼう……1/4本
人参……1/4本
れんこん……3 cm
トマト……中2個（または水煮缶1/2缶）
押し麦……大さじ2
刻み昆布……2 g（ふたつまみ）
にんにくの薄切り……1片分
オリーブオイル……小さじ1＋小さじ1
水……2〜3カップ
塩……小さじ1/4
みそ……小さじ1〜2
黒こしょう……少々
パセリ……少々

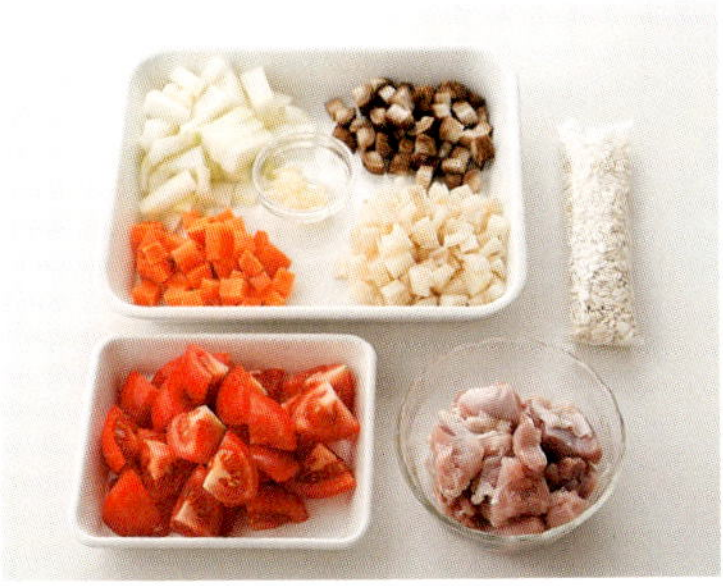

**作り方**

1 鶏もも肉は2 cm角に切る。玉ねぎは1 cm角に切る。ごぼう、人参、れんこん、トマトは皮つきのまま1 cm角に切る。

2 鍋にオリーブオイル小さじ1を入れて鶏肉をよく炒める。鶏肉から出た脂をキッチンペーパーで拭き取る（A）。

3 2にオリーブオイル小さじ1を足し、にんにくを入れて香りが出たら玉ねぎを炒める。トマト以外の野菜を、ごぼう、人参、れんこんの順に加えてよく炒める。野菜を入れるごとに塩少々をふって炒めると、甘味が出る（B）。

4 水、刻み昆布、トマト、押し麦を入れて蓋をして煮る。沸騰したら弱火にして25分ほど煮込む。やわらかくなったら、みそ、黒こしょうで味を調え、パセリのみじん切りをふる。

＊豆類、じゃがいも、セロリ、魚介類、パスタなどを入れてもよい。
＊トマトは体を冷やす野菜なので、寒い季節はみそを加えると、冷えを予防できる。

A

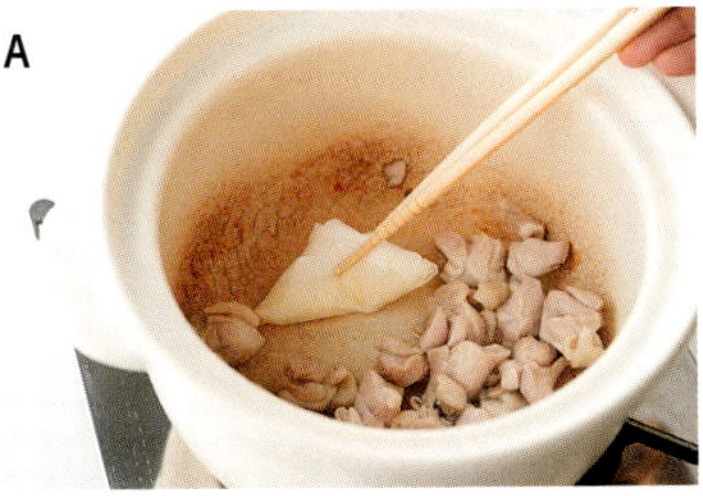

鶏肉を炒めて出てきた脂は、できるだけ拭き取り、野菜の味を生かしたスープにする。

B

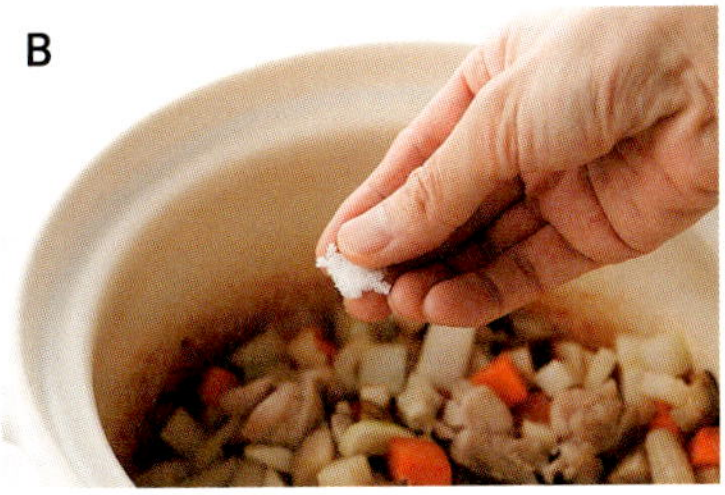

根菜類は一種ずつ加えて炒めていき、そのつど塩を振って甘味を出す。

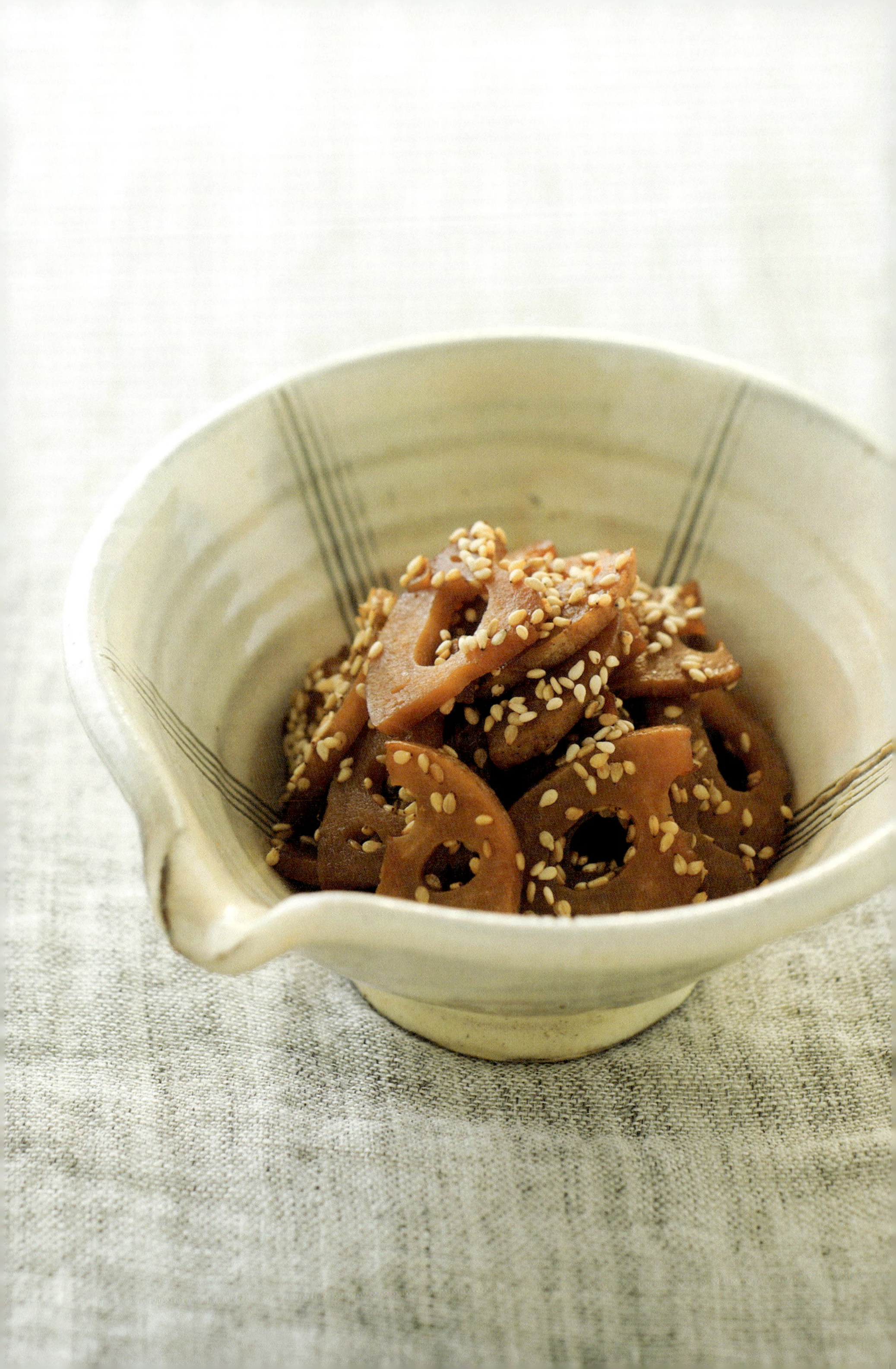

炒める

# れんこんのきんぴら

気道を保護し、疲労回復にも効果のあるれんこんは
皮ごと蒸し煮します。
最後に汁気を飛ばし、シャキッとさせて。

**材料**（2人分）
れんこん……100 g
水……30 ～ 50cc
（新れんこんは水分が多いので少なめに）
酢……大さじ1
みりん……大さじ1
しょうゆ……　大さじ1
ごま油……大さじ1と1/2
白いりごま……大さじ1

**作り方**
1 れんこんはよく洗って皮つきのまま3mm厚さのいちょう切りにする。
2 鍋に水、酢、れんこんを入れて中強火にかける。煮立ってきたら、みりん、しょうゆ、ごま油を加え、蓋をして中火で3分煮る。
3 蓋を取って火を強め、ときどきやさしく混ぜながら汁気を飛ばす。器に盛ってごまをふる。

＊冷蔵庫で4日くらい保存できる。
＊れんこんは咳止め、疲労回復、ぜんそくに効果的。常食すると基礎体力がつく。皮ごと料理するとコクのある旨味が出る。

炒める

# 豆腐のステーキ たっぷりきのこ添え

きのこは骨を作るビタミンDが豊富。
ごま油の香りが食欲をそそる
低カロリーでヘルシーなおかずです。

**材料**（2～3人分）
木綿豆腐……1丁
しめじ……1パック
えのき……1袋
エリンギ……1パック
しょうが……1かけ
ごま油……大さじ1＋大さじ1
酒……大さじ2
みりん……大さじ2
しょうゆ……大さじ2
塩・黒こしょう……各少々
ブロッコリースプラウト（あれば）……適量

**作り方**

1 豆腐はキッチンペーパーに包み、皿などで重石をして20分ほどおき、水切りをする。

2 しょうがはせん切りにする。しめじ、えのきは根元を少し切ってほぐし、エリンギは食べやすい大きさに割く。

3 1の豆腐を2～3等分し、表面の水分を拭いて、塩、黒こしょうをふる。フライパンを熱してごま油大さじ1を入れ、豆腐を並べて焼く。こんがりと焦げ目がつくまであまりいじらず、両面に焼き色がついたら皿に取り出す。

4 3のフライパンの油を拭き取り、ごま油大さじ1を入れ、しょうが、きのこ類を入れて強火で炒める。油が回ったら、酒、みりん、しょうゆを回し入れ、強火で炒める。これを皿に盛った豆腐にのせる。

＊きのこはほかの種類でもよい。青菜や人参、ねぎ、肉なども一緒に炒めて豆腐にのせると、ボリュームが出て、栄養バランスのよい主菜になる。
＊ごま油をオリーブオイルに、しょうがをにんにくに替えると、洋風になる。
＊豆腐やきのこは体を冷やす性質があるので、秋冬はしっかり火を通し、濃いめの味つけにする。

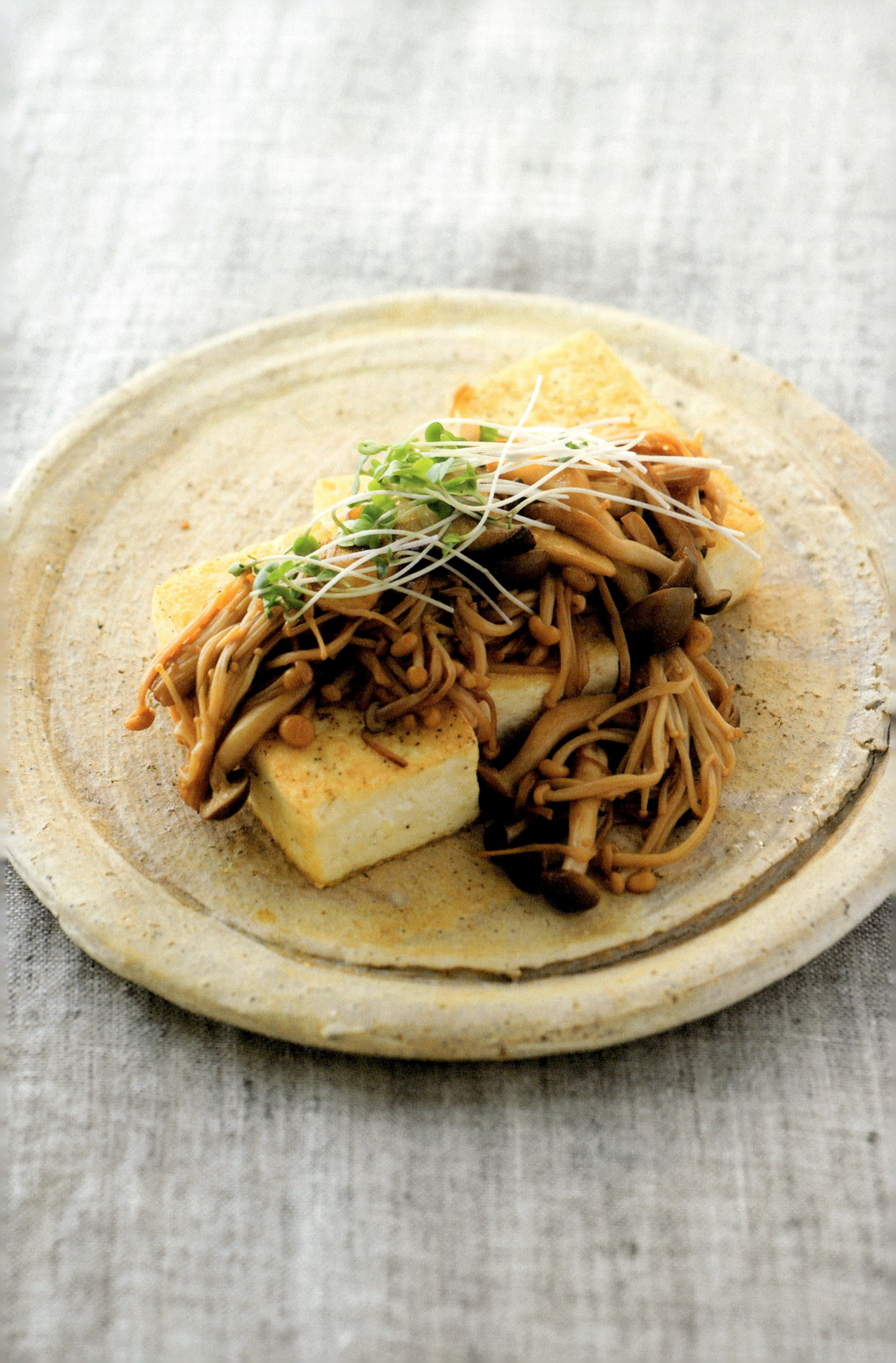

サラダ

# とろろドレッシングの生野菜サラダ

油を使わず、山いものとろみを利用。
和の旨味素材をトッピングして
さわやかにたっぷり食べる和風サラダ。

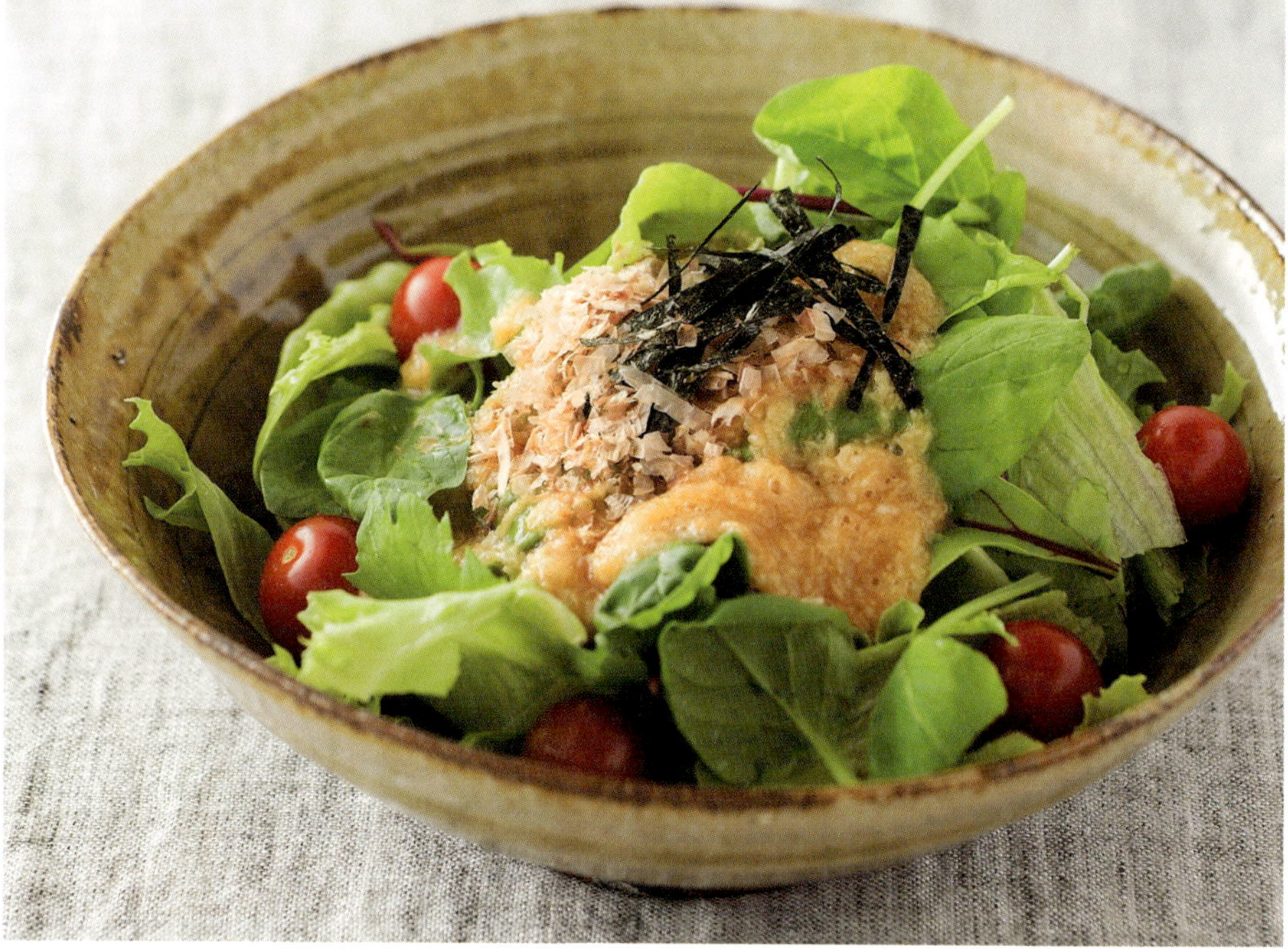

**材料**（2人分）

とろろドレッシング
- 山いも……50 g
- しょうゆ……大さじ 1/2
- 水……大さじ 1/2

好みの野菜
- レタス……2枚
- ベビーリーフ……1袋
- ミニトマト……4～5個

刻みのり……適量
かつお節……適量

**作り方**

1 山いもは皮をむいてすりおろし、しょうゆと水を加え、よく混ぜる。
2 レタスは食べやすい大きさにちぎる。器にレタスとベビーリーフを盛り、ミニトマトを飾る。ミニトマトは、食べやすいように半分に切ってもOK。
3 2に1をかけ、かつお節と刻みのりをのせる。好みでわさびを添える。

サラダ

# 豆サラダ

食物繊維が豊富な豆がいろいろ摂れて
食べ応えもあり、腸がきれいに！
油は質のよいものを使いましょう。

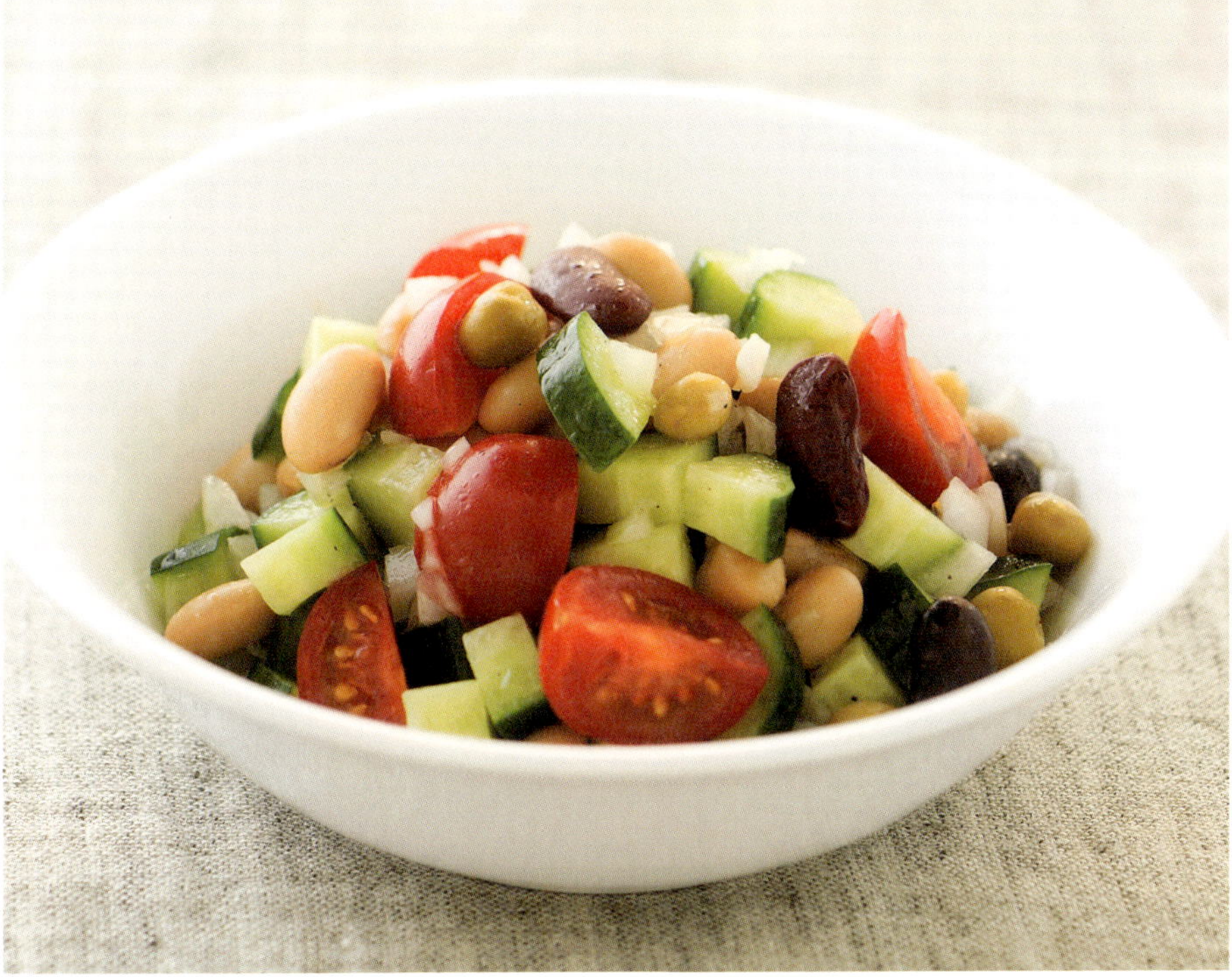

**材料**（2人分）

基本のサラダ
- 豆ミックス
（ドライパック）……1/2 パック
- 玉ねぎ……1/8 個
- 酢……大さじ 1
- オリーブオイル
（またはえごま油、アマニ油）……大さじ 1
- 塩……小さじ 1/8
- こしょう……少々

好みで追加
- きゅうり……1/4 本
- ミニトマト……２個

**作り方**

1 玉ねぎは粗みじん切りにする。豆ミックスなど基本のサラダの材料を全部混ぜ合わせ、少し時間をおいて味をなじませる。

2 きゅうりはさいの目に、ミニトマトは4つに切る。食べるときに 1 と混ぜる。好みでパセリのみじん切りをふっても。

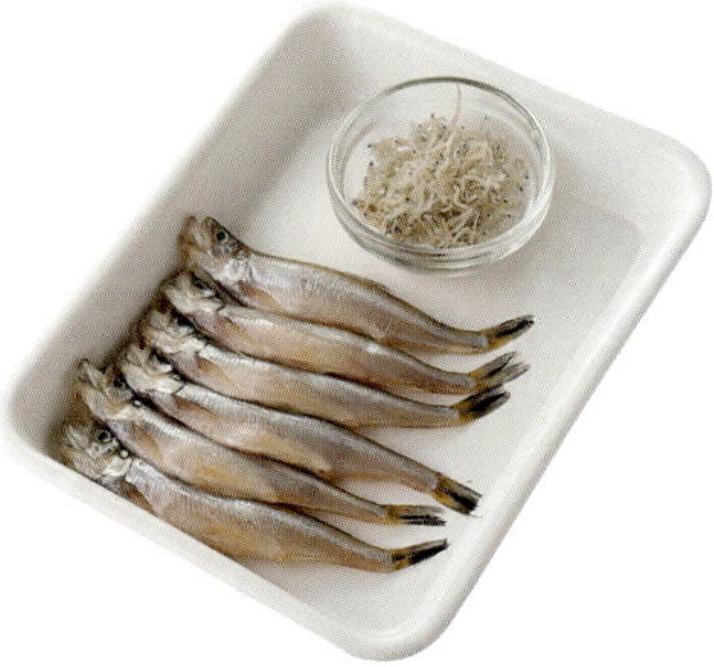

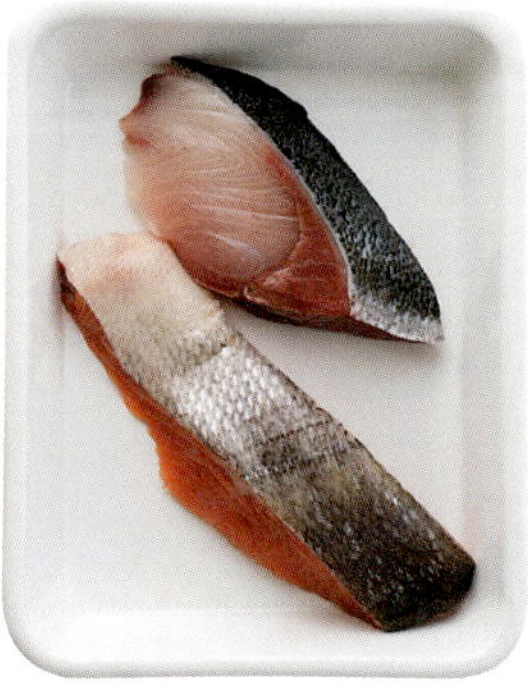

# 簡単！魚料理

脳によい働きをするオメガ3系不飽和脂肪酸、DHAやEPAを摂るうえでも、魚は積極的に食べたいもの。しかし、下ごしらえが面倒だったり、調理法がわからず、「食べる機会が少ない」という方も多いことでしょう。そこで、切り身や干もの、缶詰といった身近な魚の食材を使い、簡単においしく食べる方法を考えてみました。

小魚の干ものや缶詰には、骨ごと食べられるものもあり、骨粗鬆症を予防するカルシウムがたくさん摂れます。

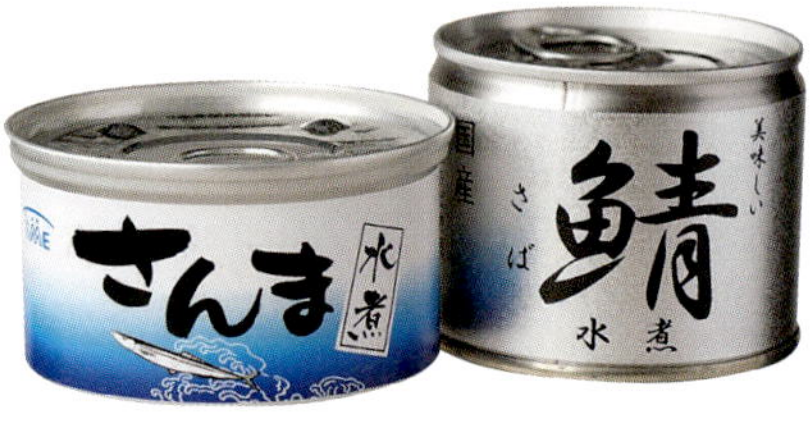

切り身で

# ぶりの
# にんにくしょうゆ漬け焼き

血合いの多いぶりはＤＨＡ効果も期待大。
下味をつけて焦げないように焼き、
照りをつけて食を刺激するメイン料理に。

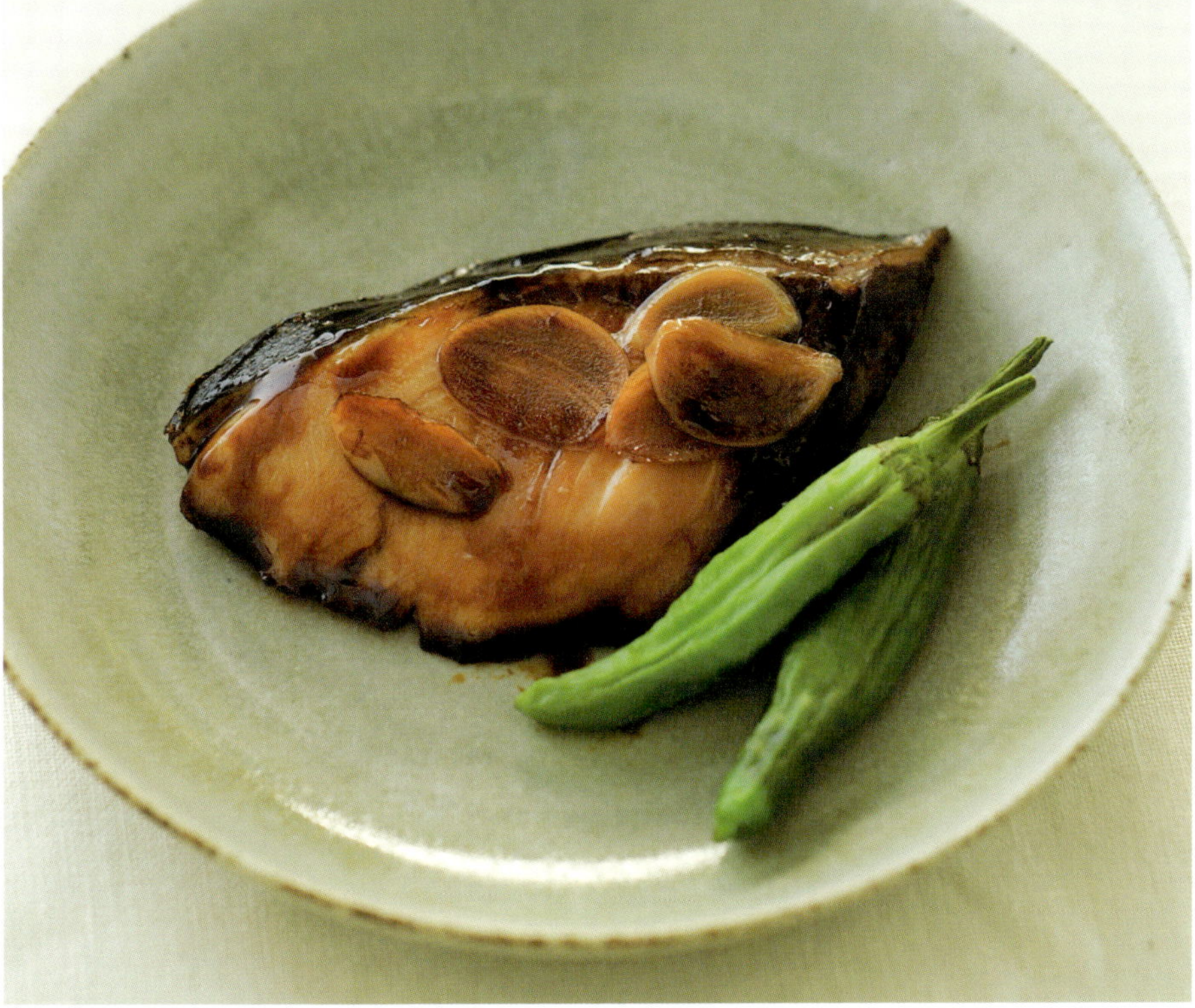

**材料**（２人分）
ぶり……２切れ
しょうゆ……大さじ１
酒……大さじ1/2
みりん……小さじ１
にんにくの薄切り……１片分
ししとう……４本

＊ぶりはグリルやフライパンで焼いてもよい。

**作り方**

1 バットに、しょうゆ、酒、みりん、にんにくを合わせ、ぶりを入れて30分ほど漬け込む。ししとうは切り目を入れる。
2 ぶりの汁気をきり、アルミホイル（またはクッキングシート）にのせて、オーブントースターで10～15分焼く。
3 漬け汁の残りを小鍋に入れて煮詰める。これを2のぶりに塗り、ししとうと一緒に3分焼く。皿にぶりとししとうを盛りつける。

切り身で

**材料**（2人分）
生鮭……2切れ
塩、こしょう……各少々
キャベツ……1/6個
玉ねぎ……1/2個
ピーマン……1個
人参……1/4本
じゃがいも……1個
まいたけ……1パック
菜種油……小さじ1
みそだれ
　みそ……大さじ3
　みりん……大さじ2
　酒……大さじ1

**作り方**
1 鮭は塩、こしょうをふって下味をつける。キャベツは一口大のざく切りに、玉ねぎとピーマンは細切りに、人参とじゃがいもは薄切りにする。まいたけは手で割く。
2 フライパンに菜種油を熱し、鮭を入れて焼き、両面とも軽く焼き色がついたら取り出す（**A**）。
3 2のフライパンに野菜を重ね入れ、鮭をのせる。いちばん下にじゃがいもを並べると、ほかの野菜から出た水分を吸い、やわらかくなる。
4 鮭の上に混ぜ合わせたみそだれをかけ、蓋をして蒸し焼きにする（**B**）。火が通ったら蓋を開け、強火にして水分を飛ばす。鮭の身を粗くほぐして野菜と混ぜ合わせる。

A
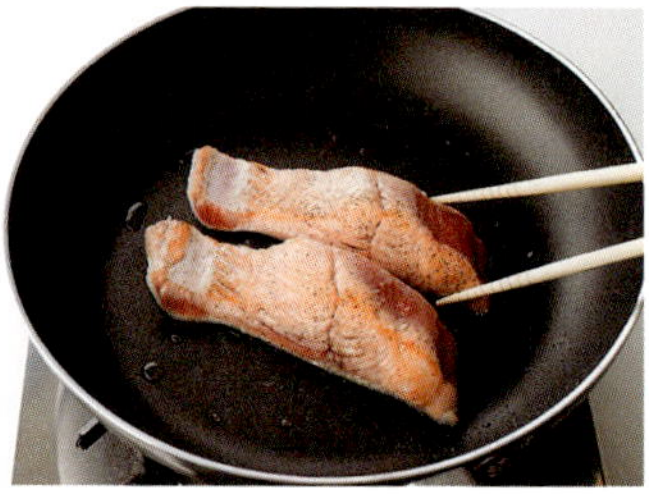
鮭はあらかじめ焼いて火を通しておくと、野菜と混ぜたとき、生臭みが出ない。

B
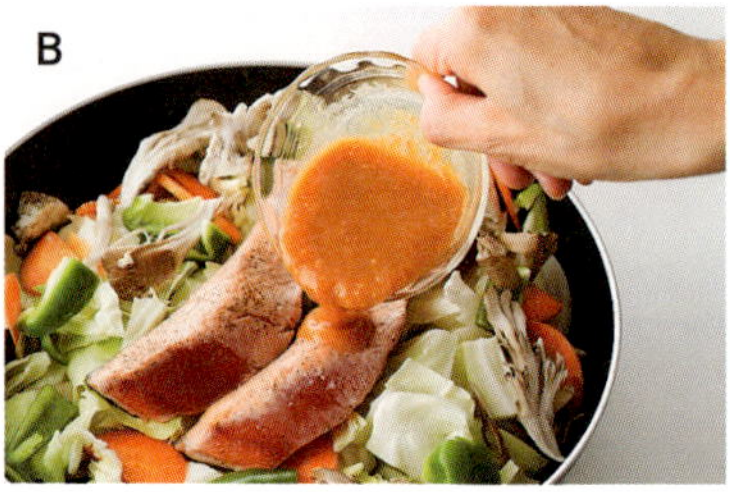
野菜の上に鮭をのせ、みそだれをかけて、野菜から出る水分で蒸し焼きに。

# 鮭のちゃんちゃん焼き

赤い色素に抗酸化作用のある鮭に、
野菜をふんだんに加えて旨味をミックス。
みその風味でもりもりいただけます。

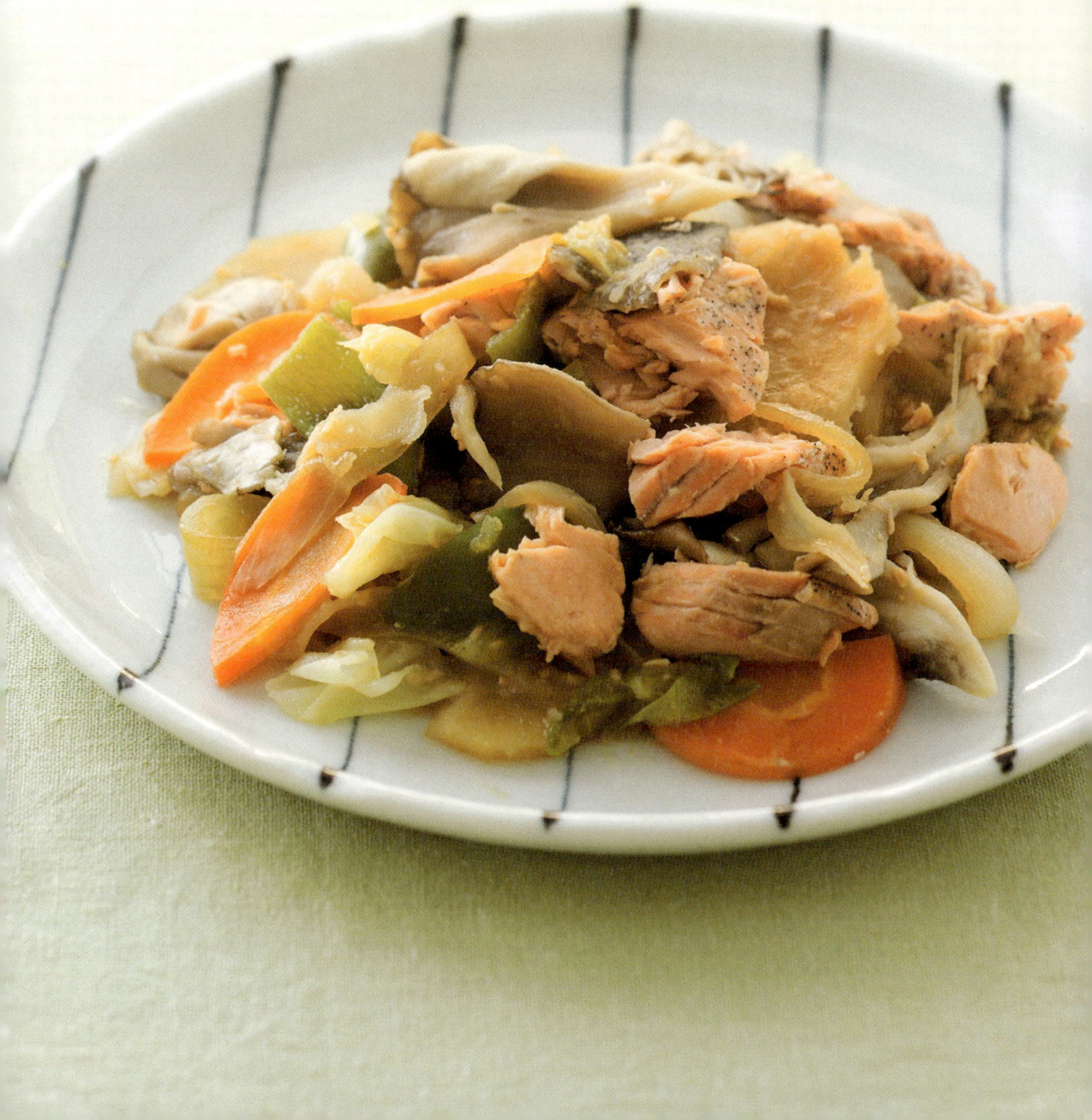

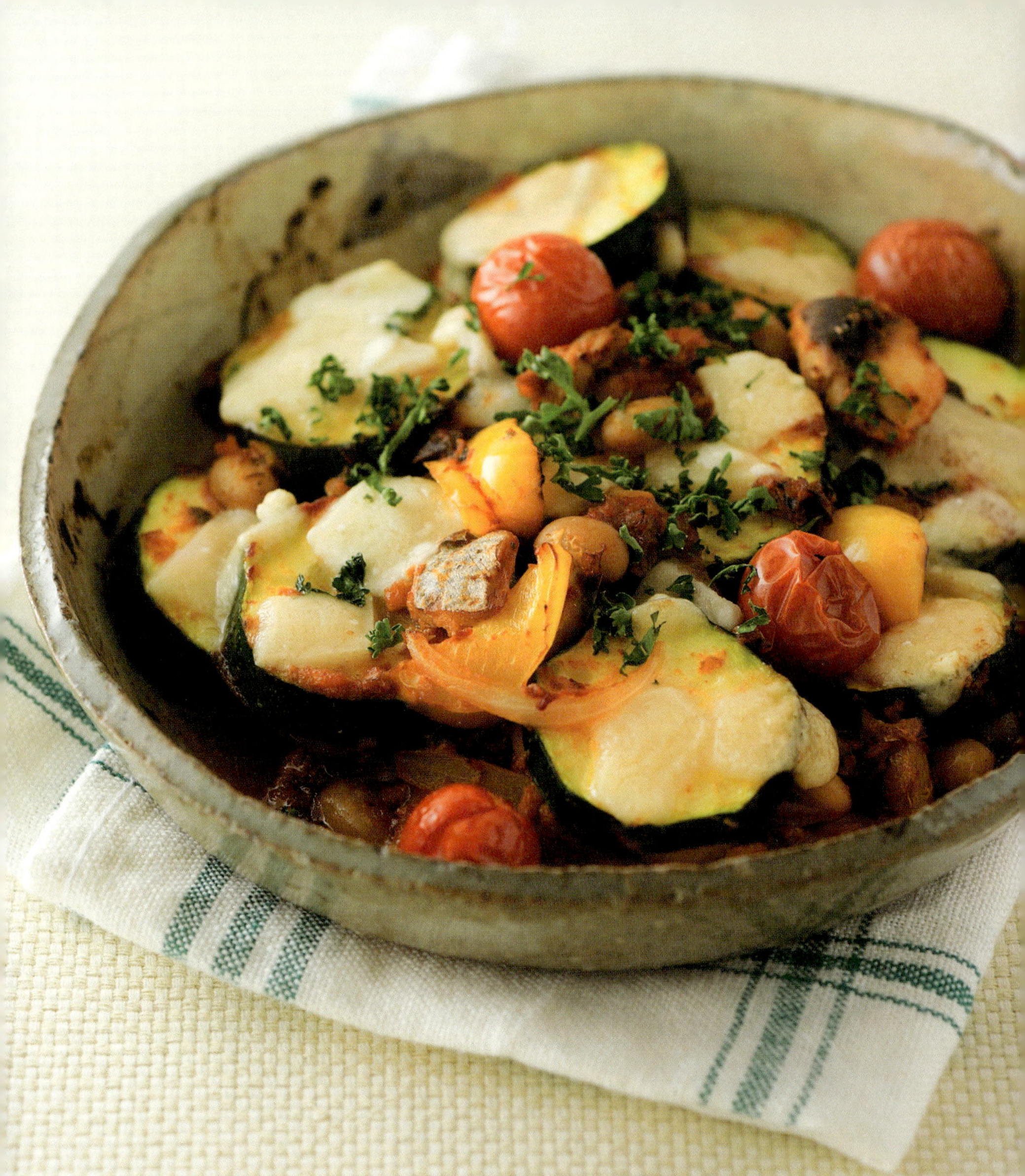

# さば缶とズッキーニのオーブン焼き

下ごしらえ不要なさば缶は、
野菜や大豆と一緒にチーズをのせて焼き、一味おいしく。
栄養価も極上の組み合わせです。

## 缶詰で

**材料**（2人分）

さば水煮缶……1缶
ズッキーニ……1本
玉ねぎ……1/4個
パプリカ……1個
大豆の水煮……100 g
しょうゆ……小さじ2
トマトペースト……大さじ2
（またはトマトピューレ、
トマトケチャップ）
とろけるチーズ……20 g
ミニトマト……4個
パセリ……少々

**作り方**

1 ズッキーニは1cm厚さの輪切りにし、玉ねぎは薄切りに、パプリカは一口大に切る。
2 鍋に1を入れ、水気をきった大豆、トマトペーストを入れる（A）。さば缶の汁を入れて、さば缶の身を加える（B）。しょうゆを入れて蓋をし、中火にかけて煮る。
3 ズッキーニに火が通ったら（固めでよい）耐熱容器に移す。チーズとミニトマトをのせ、オーブントースターで焼き色がつくまで5～8分焼き、刻んだパセリを散らす。
4 全体をざっくり混ぜて取り分ける。

A
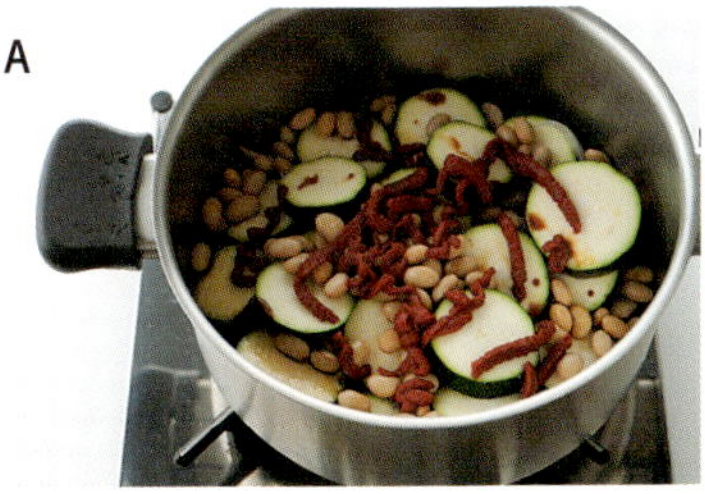

ズッキーニと玉ねぎに大豆の水煮を加え、トマトペースト（レトルトパック）をかけて、洋風の味つけに。

B
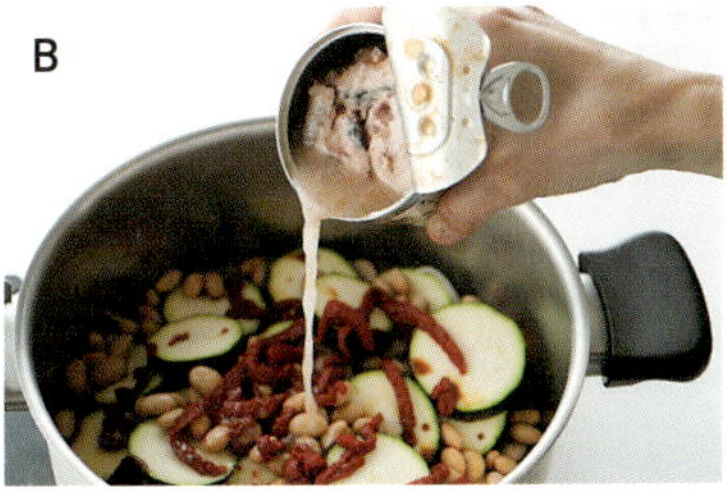

さば缶の缶汁を回しかけて、さばの身をほぐしながら加える。

缶詰で

# さんま缶の梅蒸し

薬味野菜をのせて蒸すことで風味が増し、
魚臭さも消えて食べやすくなります。
梅干しと青じそで胃腸の調子も上々。

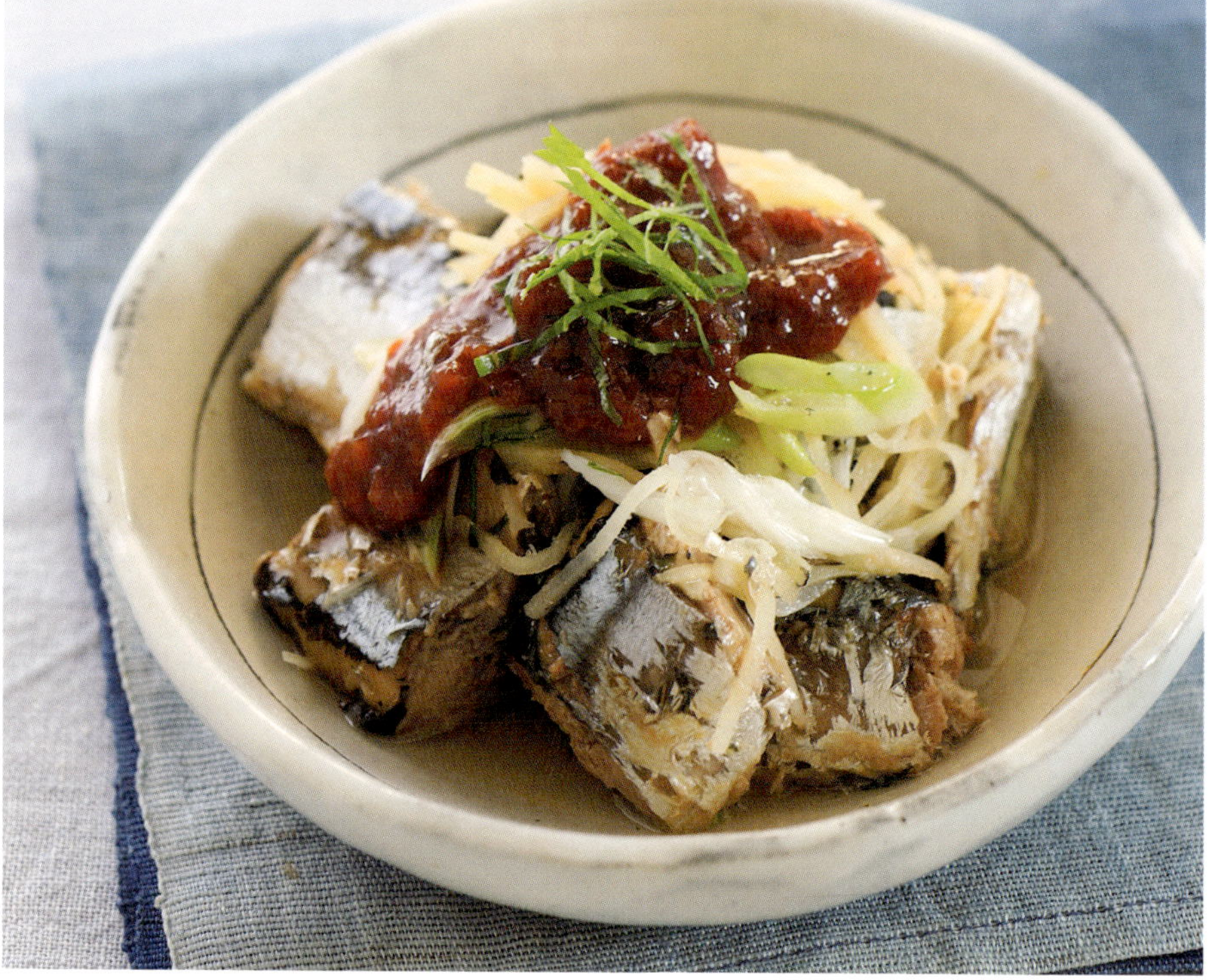

**材料**（2～3人分）

さんま水煮缶……1缶（160 g）
酒……小さじ2
しょうが……1かけ
長ねぎ……5 cm
青じそ……1枚
梅干し……大1個
しょうゆ……小さじ1
みりん……小さじ1

**作り方**

1 しょうが、青じそはせん切りにし、長ねぎは斜め薄切りにする。
2 さんま水煮缶は水気をきって耐熱容器に入れ、酒をふりかけて、しょうがをのせる。
3 **2** の容器が入る鍋に水を2 cm 深さまで入れて沸騰させる。火を弱めて **2** を入れ、蓋をして中火で5分蒸す。長ねぎをのせてさらに30秒蒸し、器に盛る。
4 梅干しは種を除き、叩いてペースト状にし、しょうゆとみりんを合わせる。これを **3** にかけ、青じそを散らす。

干もので

# ししゃものマリネ

野菜の旨味をからめた焼きマリネ。
お酢がししゃもの骨をやわらかくするから
丸ごと食べてカルシウムを補給。

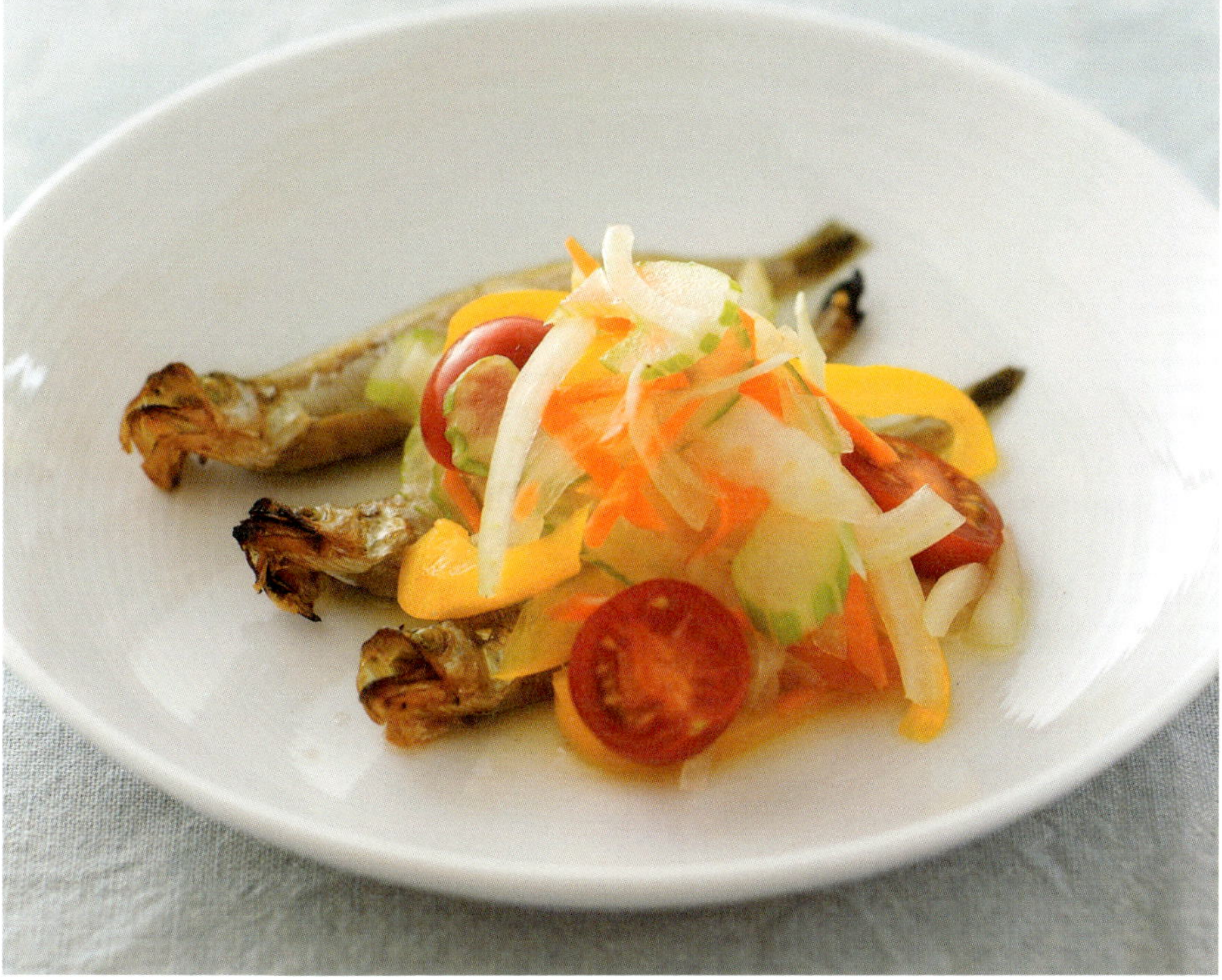

**材料**（2人分）

ししゃも……6匹
玉ねぎ……1/4個
セロリ……1/4本
人参……2cm
パプリカ……1/2個
ミニトマト……4個
マリネ液
　酢……大さじ2
　白ワイン（または日本酒）……大さじ1
　砂糖……小さじ1
　オリーブオイル……小さじ1
　塩・こしょう……各少々

**作り方**

1 玉ねぎ、セロリは薄切りに、人参とパプリカは細切りにし、ミニトマトは半分に切る。ししゃもはグリルなどで焼く。
2 小鍋にマリネ液の材料を入れて火にかけ、沸騰したらすぐに火を止める。
3 ボウルに1の野菜とししゃもを入れ、2を加えて和え、10分以上なじませる。

＊酢を減らし、レモン汁を加えてもよい。
＊ししゃもは酢と一緒に食べると、カルシウムの吸収率が高まる。

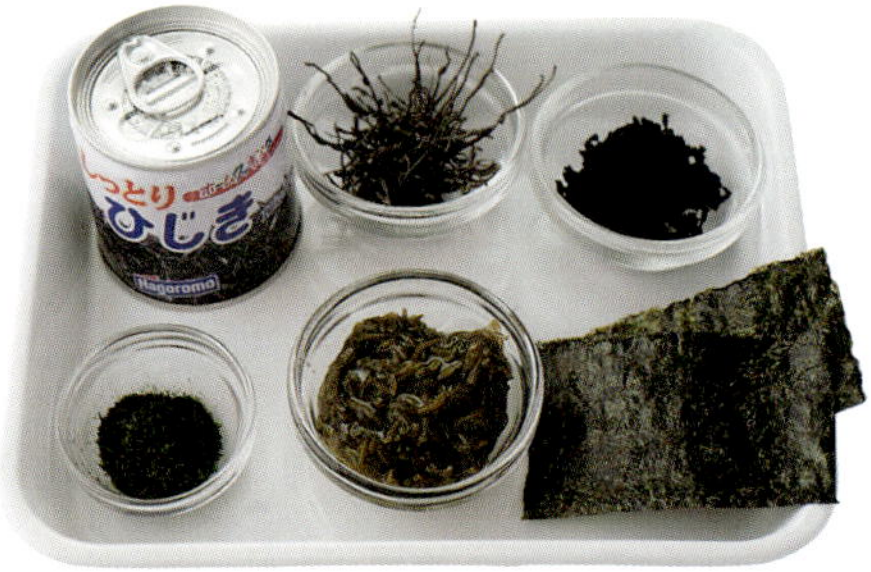


# 手早くできる海藻・乾物の料理

海藻はカルシウム、カリウム、鉄などのミネラル、カロテン、食物繊維を多く含み、加齢とともに体内貯蔵量が減ってしまうビタミン$B_{12}$も豊富です。使い勝手のよい乾物や缶詰の海藻を常備しておきましょう。

乾物といえば、切り干し大根や麩も利用価値大。切り干し大根にはカルシウムやカリウムが多く、麩には小麦粉のタンパク質が凝縮されています。海藻や乾物を野菜と合わせた煮ものや和えものは、野菜不足を補う一品にもなります。

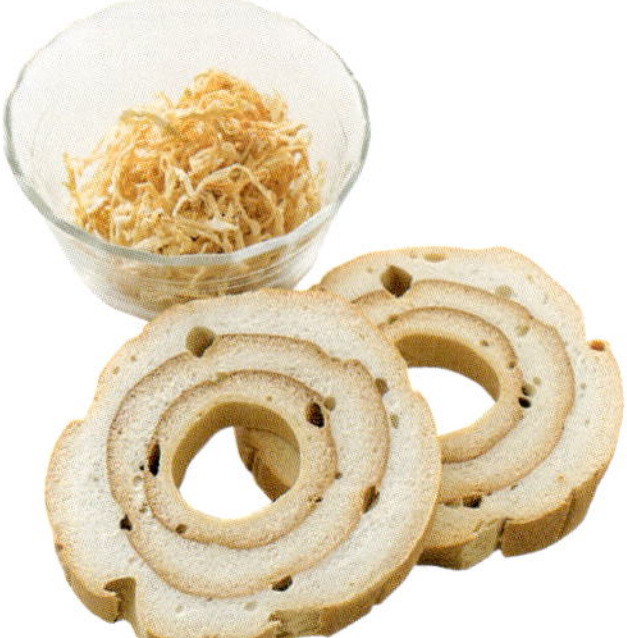

# めかぶとなめこの酢のもの

わかめの根元にあるめかぶは栄養満点。
なめこと合わせてネバネバを倍増させ、
免疫力をぐーんと高めます。

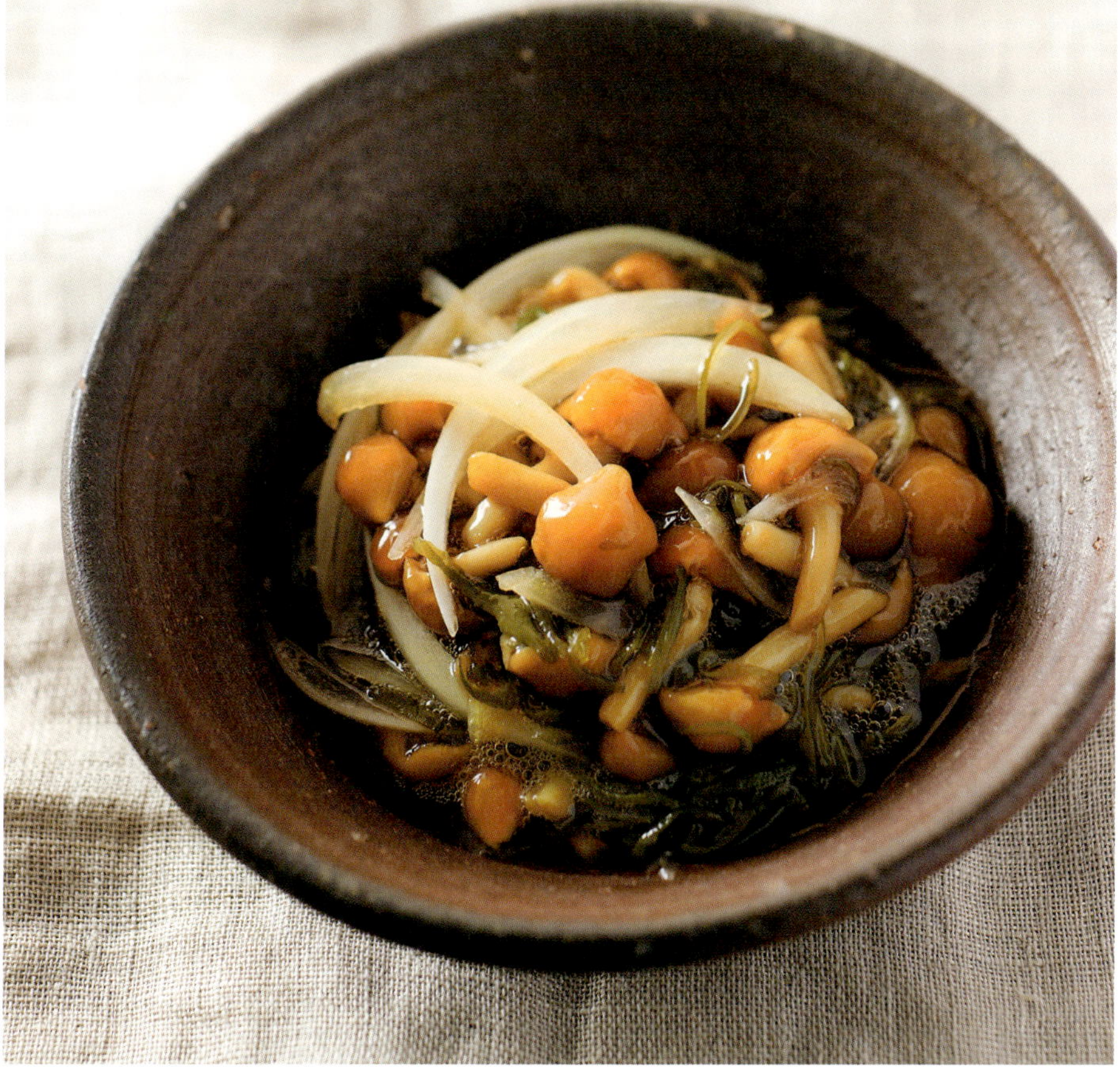

**材料**（2～3人分）
めかぶ（味つけなし）……1パック
なめこ……1袋
玉ねぎ……1/8個
酢……小さじ2
しょうゆ……小さじ2

**作り方**
1 なめこはさっとゆでて、水気をきる。玉ねぎは薄切りにする。
2 ボウルに酢としょうゆを合わせ、1とめかぶを入れて混ぜ合わせる。

# ひじきのごまドレッシングサラダ

戻したひじきを野菜と合わせてサラダに。
ごまの香りを効かせた和風だれで
ミネラル満載の海藻をたっぷりと。

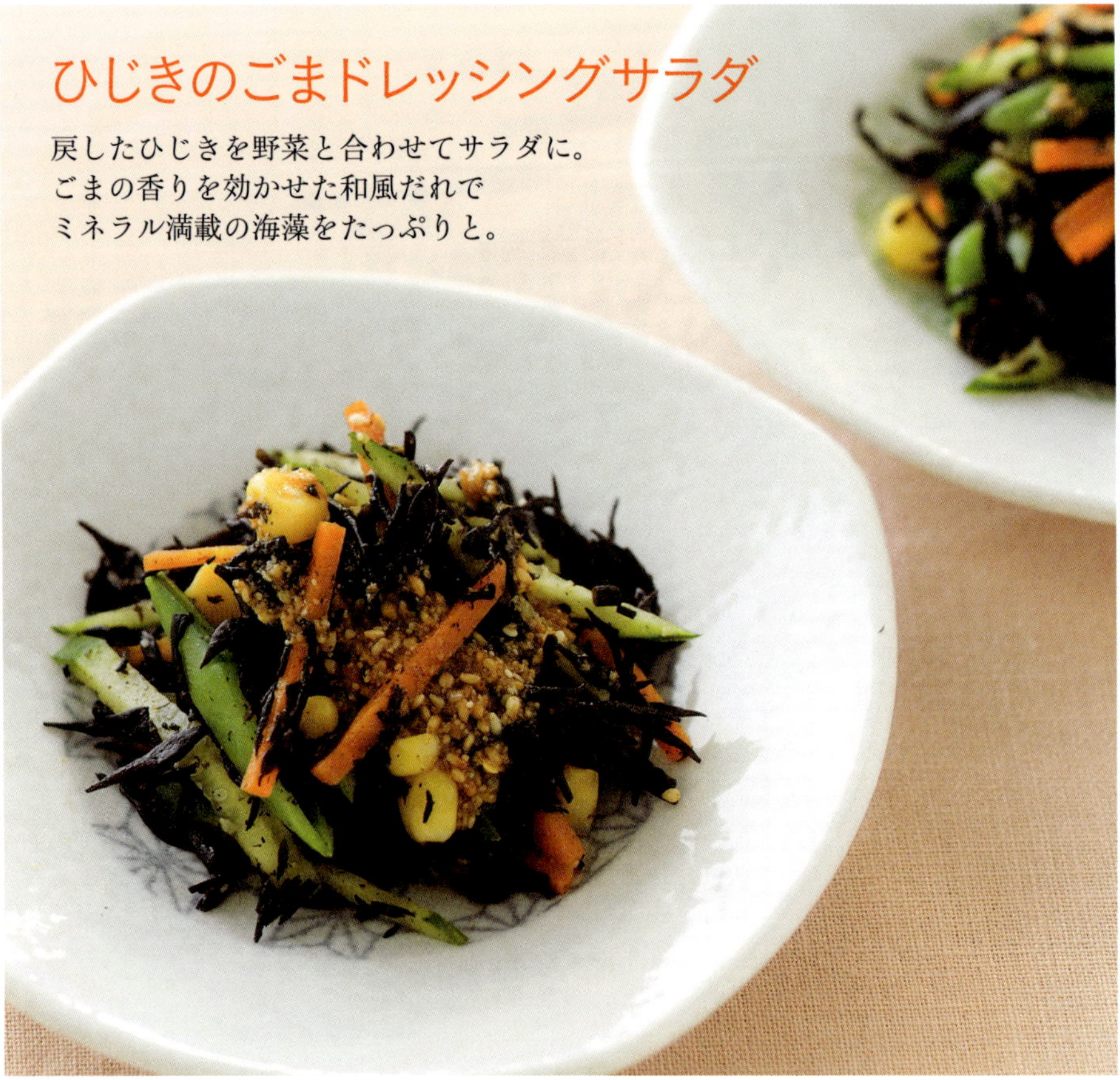

**材料**（2人分）

ひじきドライパック……1/2缶（55g）
（または乾燥ひじき……7g）
ホールコーン……大さじ1（10g）
きゅうり……1/4本
人参……少々
さやいんげん……2本
ごまドレッシング
　白すりごま……大さじ1
　しょうゆ……大さじ1
　酢……大さじ1
　ごま油……大さじ1
　こしょう……少々

**作り方**

1 乾燥ひじきを使う場合は、30分水に浸けたあとざるに上げ、熱湯をさっとかけて水気をきる。

2 きゅうりは細切りにする。人参はせん切りにしてさっとゆで、水気を絞る。さやいんげんもさっとゆで、斜め切りにする。

3 ボウルにごまドレッシングの材料を合わせ、ひじき、コーンと2を入れて和える。

＊ごまドレッシングのしょうゆの量を倍にすれば、冷しめん、冷奴、しゃぶしゃぶのごまだれなどに使える。その際、おろしにんにくやしょうがを加えてもよい。

# 五目ひじき煮

五品目の栄養が相乗効果を発揮する
体にも脳にもいい、おなじみの和風おかず。
仕上げにしょうがで風味をつけます。

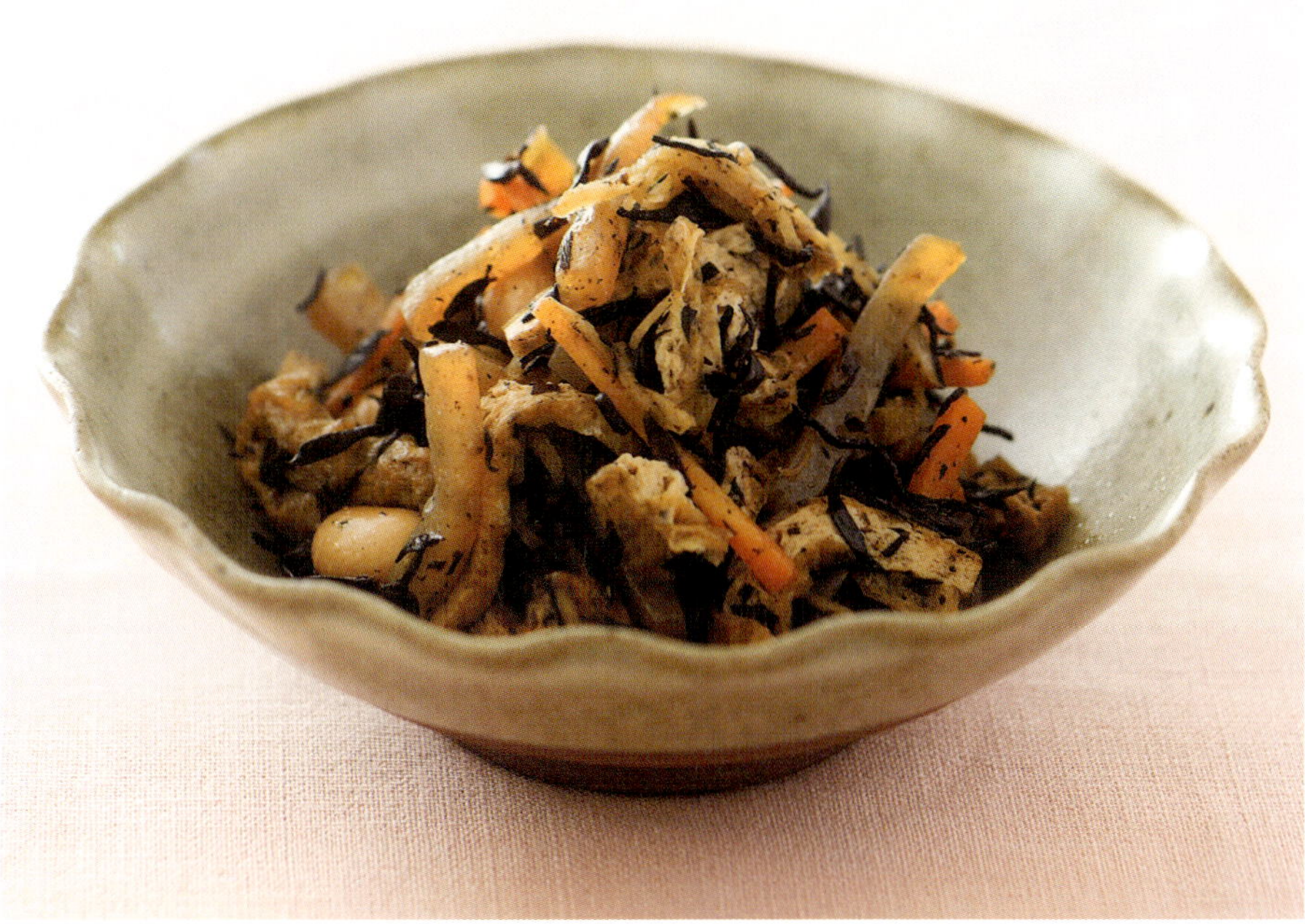

**材料**（2～3人分）
ひじきドライパック……1/2缶（55g）
（または乾燥ひじき……7g）
油揚げ……1/4枚
こんにゃく……1/4枚
人参……1/4本
しょうがの薄切り……5枚
ごま油……大さじ1/2
大豆の水煮……40g
みりん……小さじ1
水……1/4カップ
しょうゆ……大さじ1と1/2

＊冷蔵庫で4日くらい保存できる。

**作り方**
1 油揚げは熱湯を回しかけて油抜きし、細切りにする。こんにゃくは塩ゆでしてアク抜きをする。
2 人参、こんにゃくは細切りに、しょうがはせん切りにする。
3 鍋にごま油とひじきを入れて中火にかけ、木べらで混ぜながら炒める。ひじきに油が回ったら、人参、こんにゃく、油揚げの順に加えて軽く炒める。
4 3に水気をきった大豆、みりん、水、しょうゆを入れ、煮立ったら蓋をして弱火で5分煮る。
5 蓋を取り、しょうがを入れて強火にし、木べらで混ぜながら水分を飛ばす。

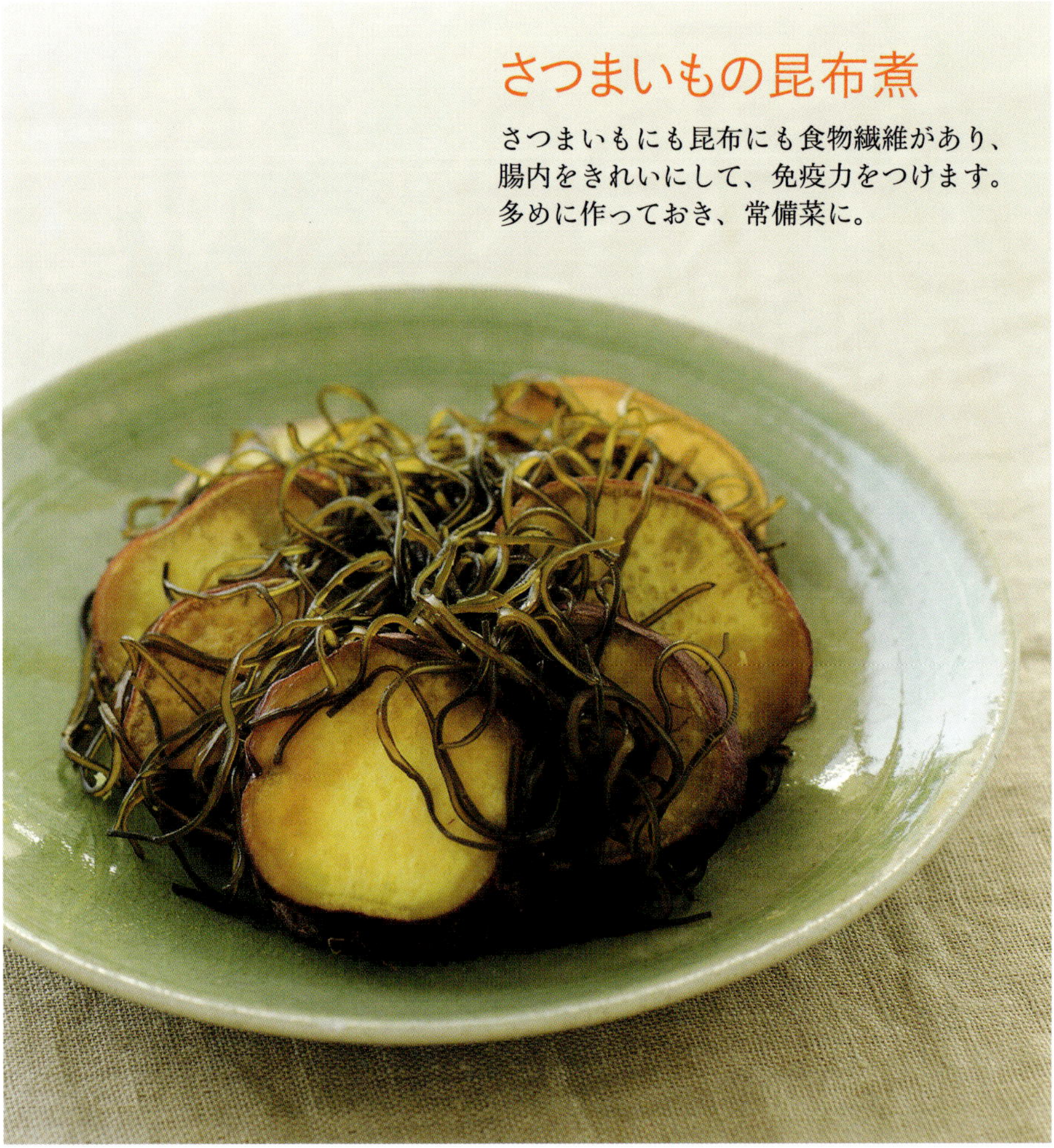

# さつまいもの昆布煮

さつまいもにも昆布にも食物繊維があり、
腸内をきれいにして、免疫力をつけます。
多めに作っておき、常備菜に。

**材料**（2人分）

さつまいも……中1本（約200g）
刻み昆布……5g
水……80cc
酒……大さじ2/3
しょうゆ……大さじ2/3

**作り方**

1 さつまいもはよく洗い、皮つきのまま1cm厚さの輪切りにする。
2 鍋に刻み昆布を敷き、さつまいもを並べ、水、酒、しょうゆを入れて火にかける。煮立ったら蓋をして弱火にし、さつまいもがやわらかくなるまで15分ほど煮る。
3 蓋を開けて水分を飛ばし、器にひっくり返すようにして入れる。

＊冷蔵庫で4日くらい保存できる。

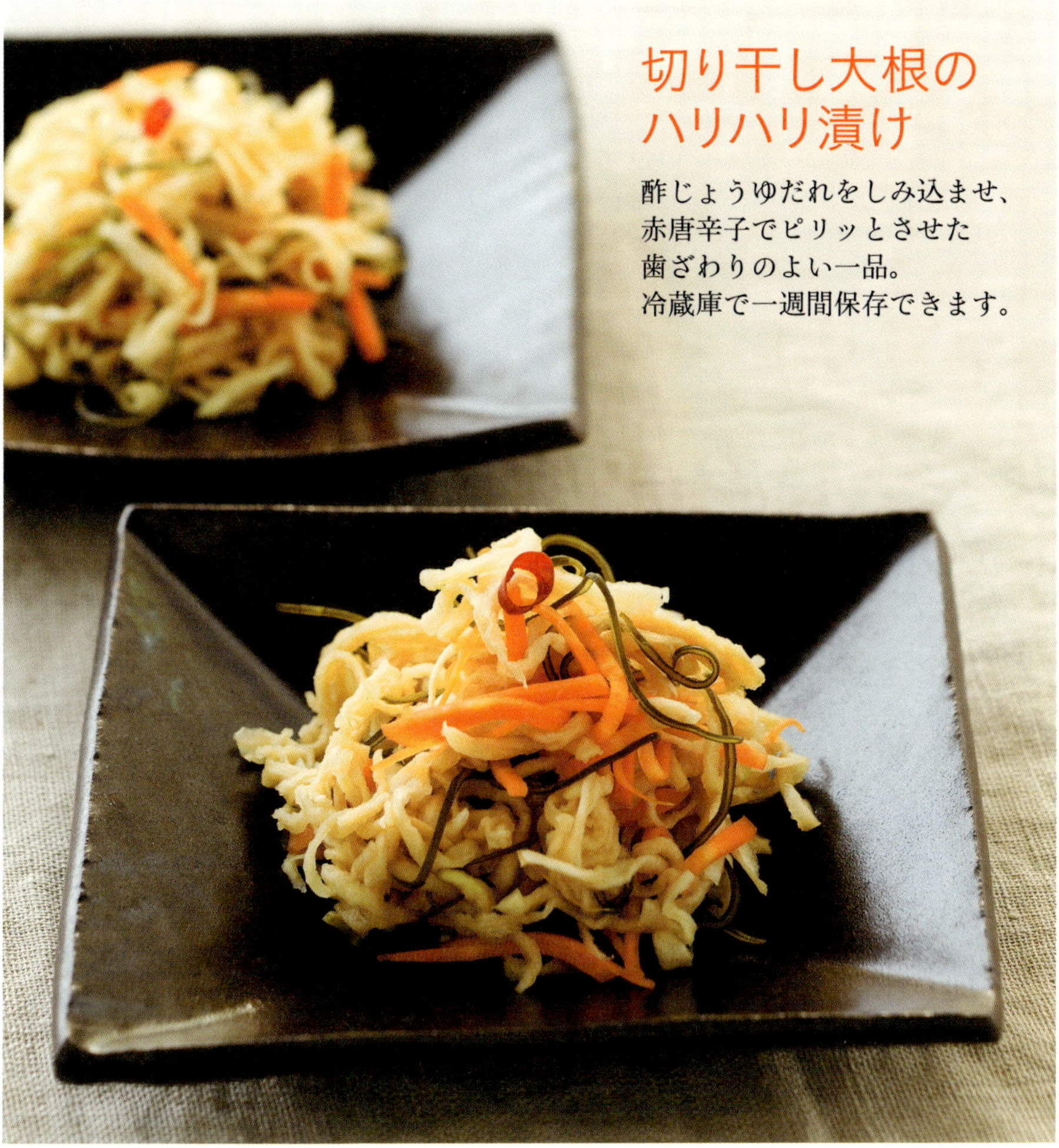

# 切り干し大根のハリハリ漬け

酢じょうゆだれをしみ込ませ、
赤唐辛子でピリッとさせた
歯ざわりのよい一品。
冷蔵庫で一週間保存できます。

**材料**（2〜3人分）

切り干し大根……30g
人参……1/4本
刻み昆布……2g（ふたつまみ）
赤唐辛子……1/2本
たれ
　酢……大さじ2
　みりん……大さじ2
　しょうゆ……小さじ1
　塩……ひとつまみ
　水……大さじ2

**作り方**

1 切り干し大根はさっと洗い、ざるに上げる。人参はせん切りに、赤唐辛子は種を除いて小口切りにする。
2 小鍋にたれの材料を入れて火にかけ、沸騰したらすぐに火を止める。
3 容器に切り干し大根、人参、刻み昆布を入れ、**2**のたれを加える。15分ほどおけば食べられるが、1日おくと味がなじみ、切り干し大根の自然な甘味が出る。

# 車麩の照り焼き

下味をつけて焼いた麩を、さらに
風味のよいたれをからめて焼きあげます。
野菜と一緒に、さっぱりどうぞ！

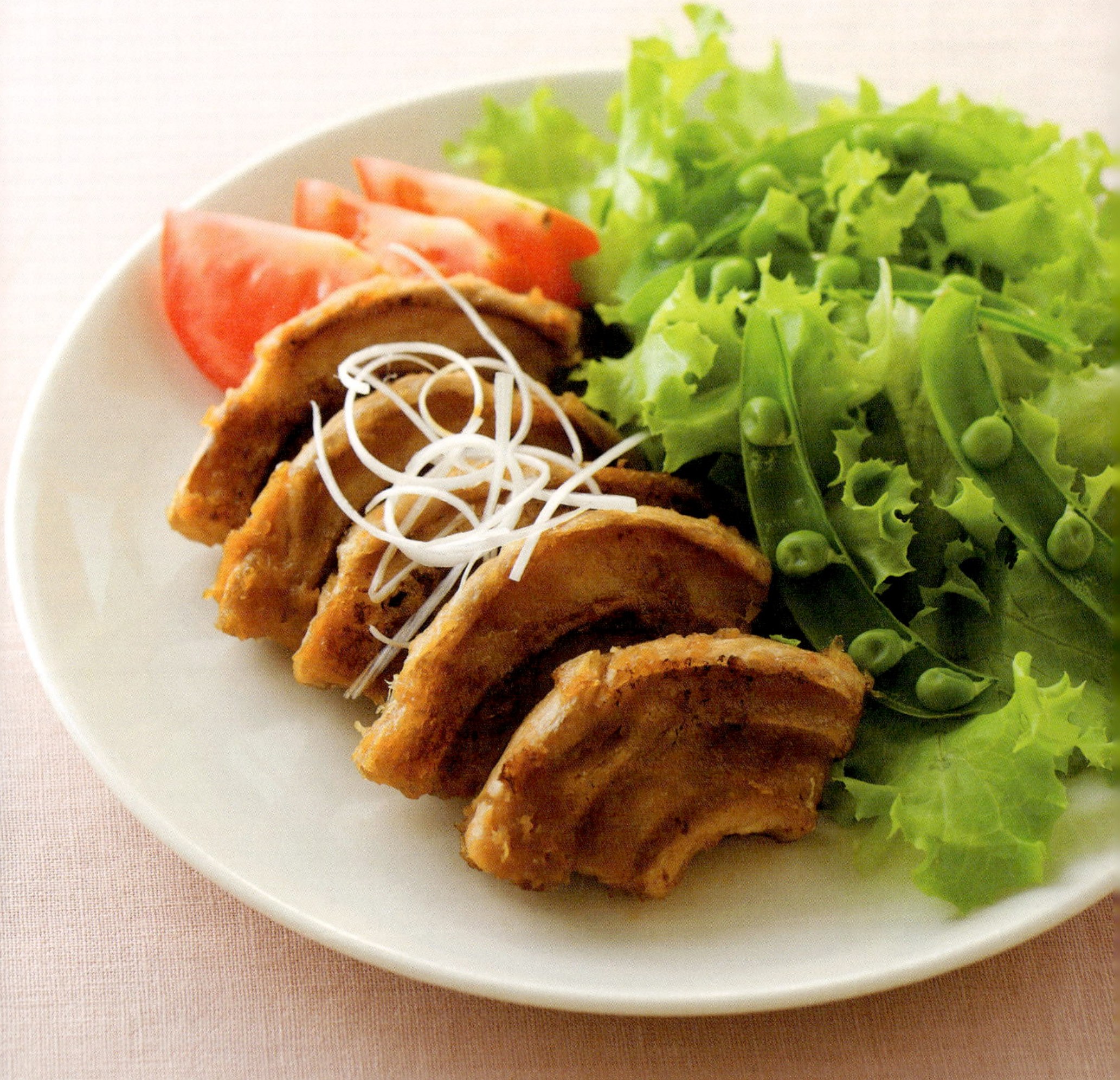

**材料**（2人分）
車麩……大2枚
漬けだれ
　しょうゆ……小さじ1
　みりん……小さじ1
　昆布水（またはだし）……80cc
合わせだれ
　しょうゆ……小さじ2
　みりん……小さじ2
　酒……小さじ2
　おろししょうが……少量
　おろし玉ねぎ……1/4個
　昆布水（またはだし）……小さじ2
片栗粉……大さじ2〜3
菜種油……大さじ2〜3
白髪ねぎ（長ねぎの細切り）……少々
つけ合わせの野菜
（レタス、ゆでスナップえんどう、トマト）

**作り方**
1 車麩はたっぷりの水に浸けてやわらかく戻す。バットに漬けだれの材料を合わせる。車麩の水気を絞り、4等分に切ってバットにのせ、漬けだれを吸わせて下味をつける（**A**）。
2 合わせだれの材料を混ぜておく。
3 1の車麩の汁気を軽く絞り、全体に片栗粉をまぶす。フライパンに菜種油を熱し、車麩を並べて中火で色づくまで両面を焼く（**B**）。
4 3に2を回し入れ、強めの中火で水分を飛ばしながら、車麩に合わせだれをからめる。
5 皿に盛りつけ、白髪ねぎ（長ねぎの細切り）をのせて、つけ合わせの野菜を添える。

A
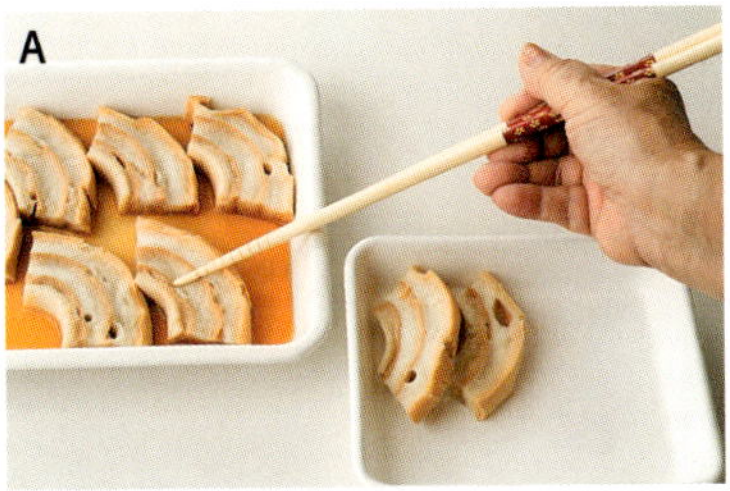
水で戻した車麩に、漬けだれの味をしみ込ませる。途中で裏返すとよい。

B
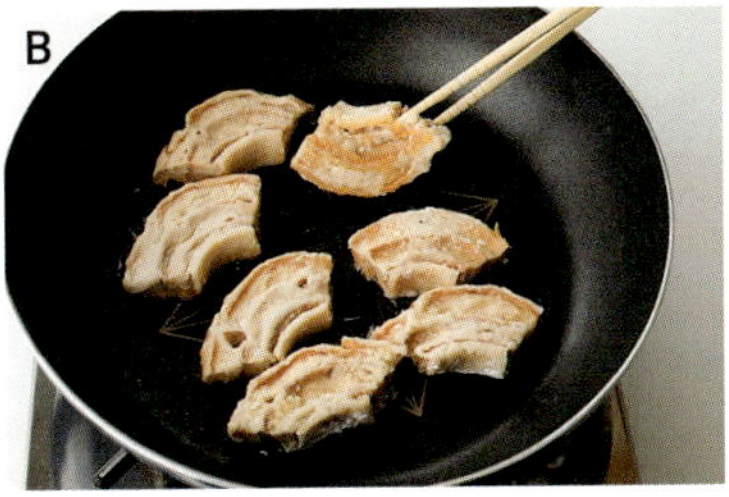
片栗粉をまぶして焼くと表面がカリッとなる。裏返して両面に焼き色をつける。

# 骨を丈夫にする「骨ふりかけ」

加齢による骨量の減少や運動不足は、骨粗鬆症の原因になります。女性はとくに、閉経後に骨を作る作用が低下するので、日常的にカルシウムを補い、運動を習慣づける必要があります。

そこで、カルシウムやミネラルが手軽に摂れる「骨ふりかけ」をご紹介。ビンなどに入れて常備し、ごはんやみそ汁、おひたしなどにふりかけるだけで、いつのまにか骨が丈夫に！

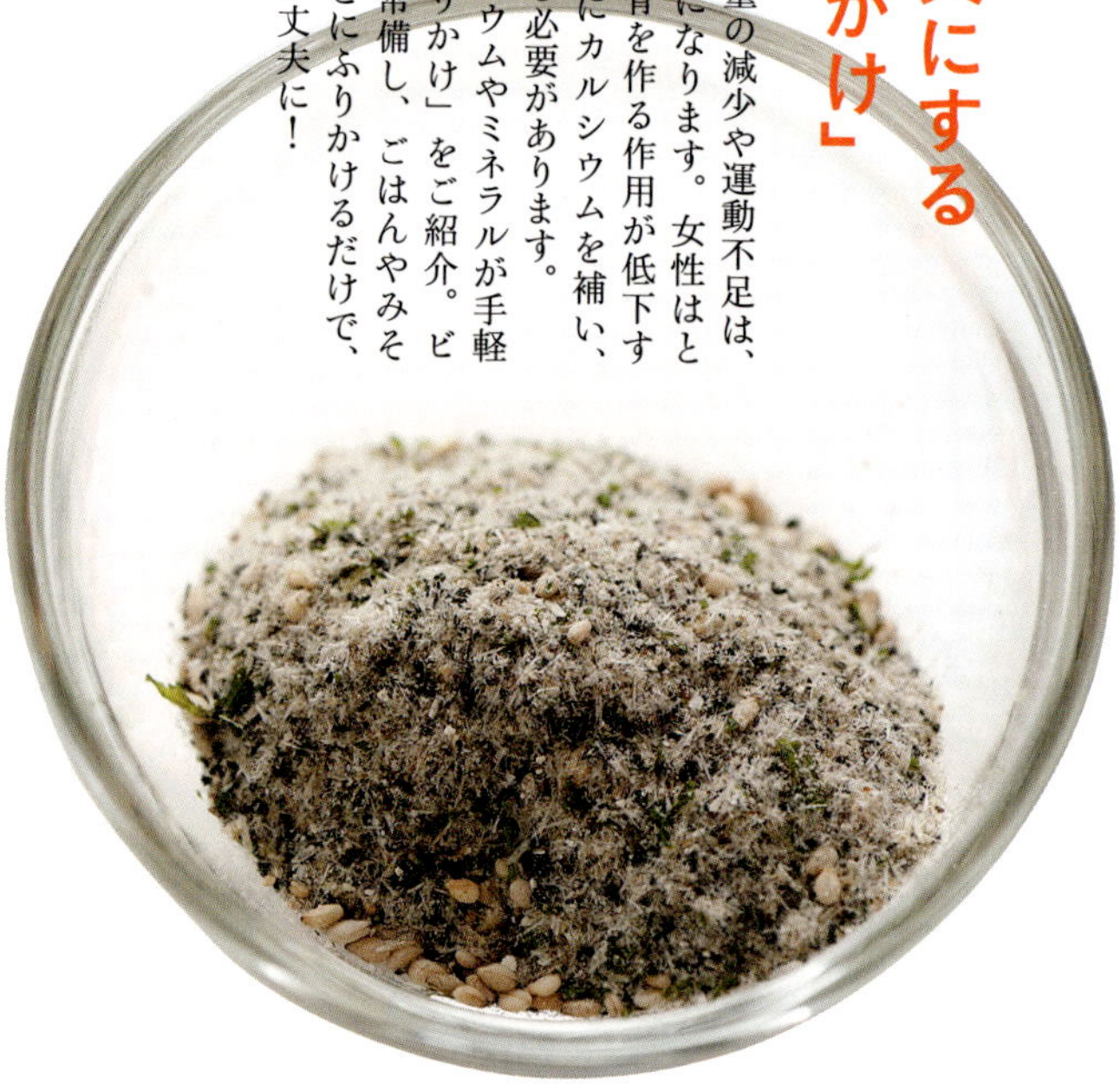

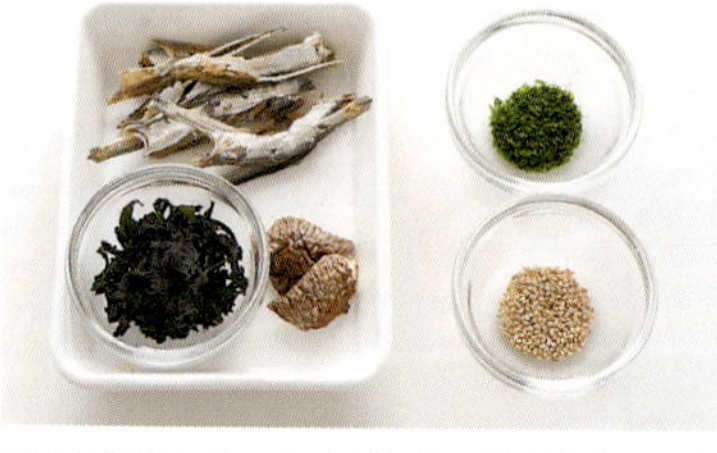

煮干しや干ししいたけは天日に軽く干すと、砕けやすい。ゆかりなどを加えても。

**材料**（作りやすい分量）

煮干し……1/2カップ
干しわかめ……大さじ2～3
干ししいたけ……1/2～1枚
白ごま……大さじ1
青のり……大さじ1

**作り方**

1 煮干しは頭と腹ワタを取り、干しわかめ、干ししいたけとともに30分から1時間、天日に干す。干ししいたけは傘の内側を日に当てる。
2 1をミルまたはミキサーに入れて細かく粉砕する（A）。
3 密閉容器やビンに入れ、ごまと青のりを加え（B）、冷蔵庫で保存する。冷凍庫だと1か月くらい保存できるが、外に出したら、酸化しやすいので早めに使い切る。

A

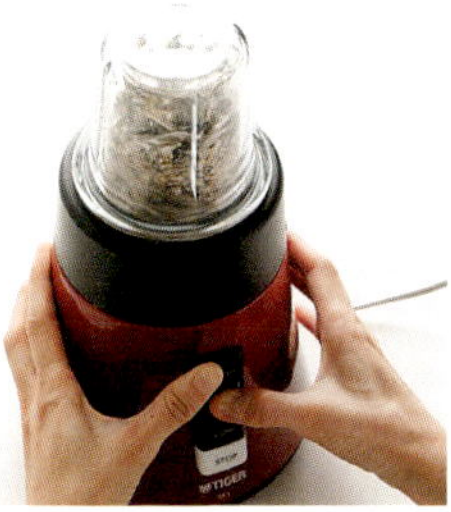

干ししいたけは細かくちぎってから入れ、細かい粉状になるまでミキサーを回す。

B

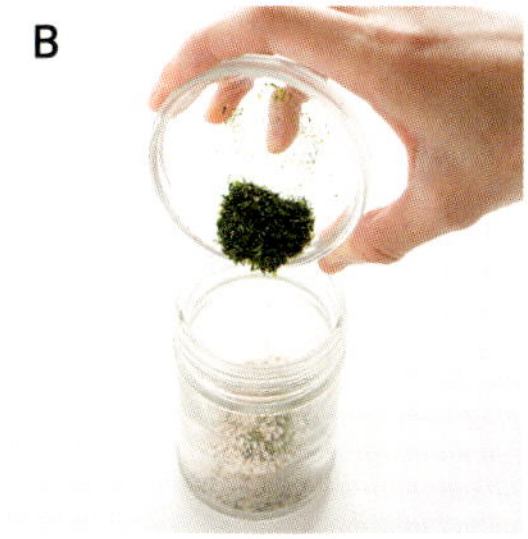

ビンなどに入れて冷蔵庫で保存。食事のたびに食卓に出して、料理にふりかけて食べる。

**ごはんに**

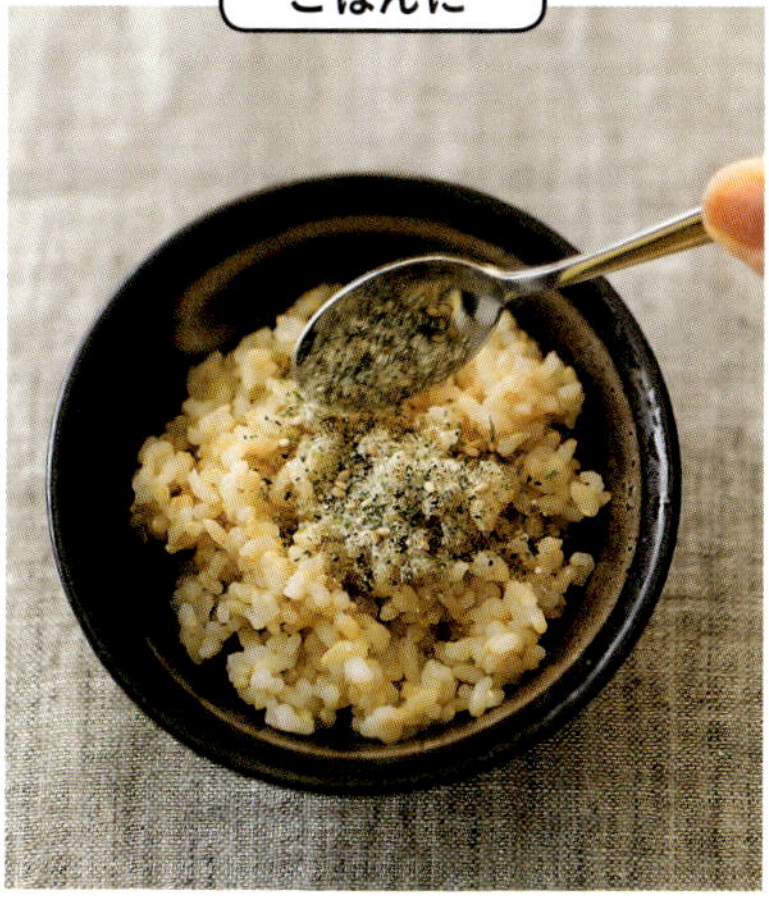

玄米ごはんには骨ふりかけが最適。カルシウムや鉄分が補われ、栄養価はさらに向上。

**おひたしに**

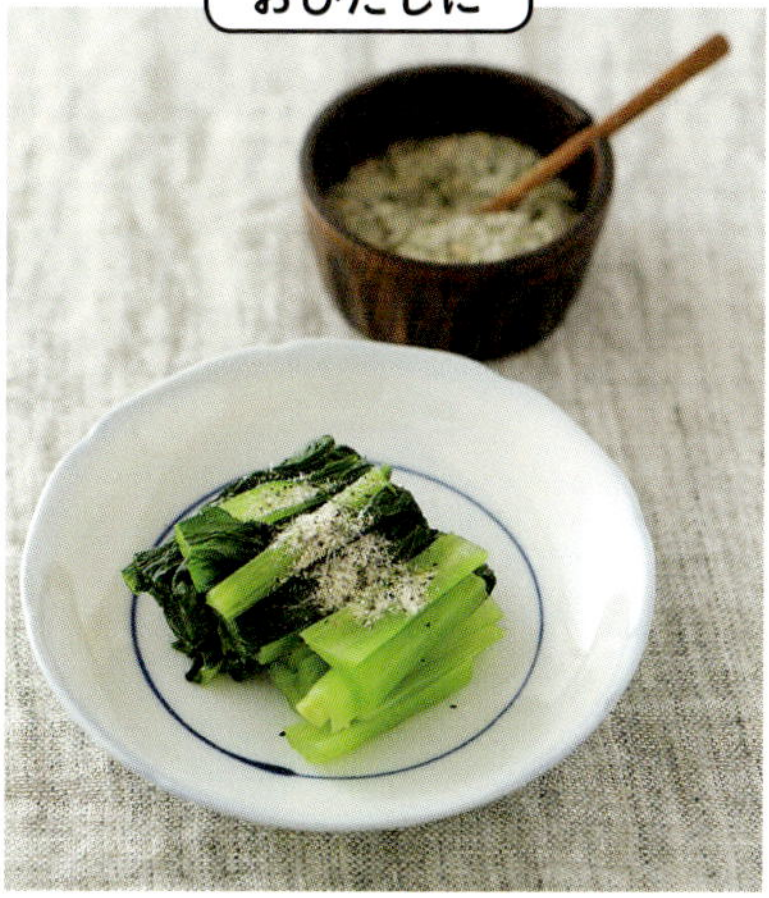

青菜のおひたしにかければ旨味がつく。うっすら塩味もあるので、しょうゆなしでも美味。

# 調味料は添加物のないものを使う

調味料は料理の味の決め手となるものですが、残念ながら、添加物が多いものもあります。添加物の中には体や脳に悪影響を及ぼす物質が含まれていることが少なくなく、また、工場で加工される段階でもよく薬品が使用されます。もちろんこれらの添加物は基準値以内の量ですが、長年摂り続けていると、蓄積される心配が出てきます。

調味料を選ぶ際には、ラベルの表示をよく見て、余分なものが含まれていないかどうかを確かめましょう。

**しょうゆ**

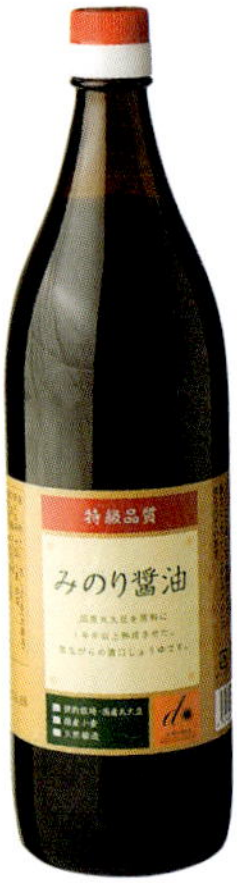


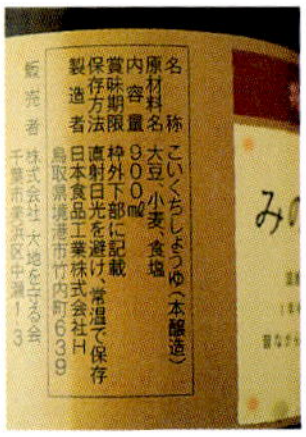


しょうゆは大豆と小麦を原料とし、麹菌で発酵させて造る発酵食品。原材料名に大豆、小麦、食塩とあれば、まずは安心。調味エキスや甘味料が添加されているものは避けたい。

**塩**

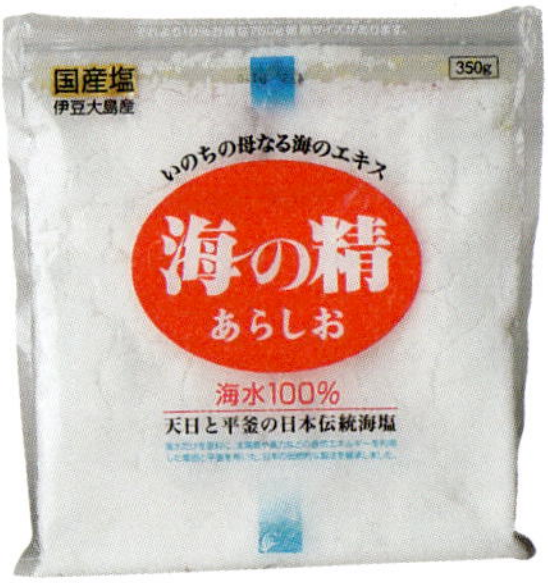


海水から作る自然塩はミネラルがたっぷり。天日干し製法でなくても、化学物質の表示がないものを選びたい。化学的に作られた塩は、塩気だけで栄養は少ない。

**砂糖**

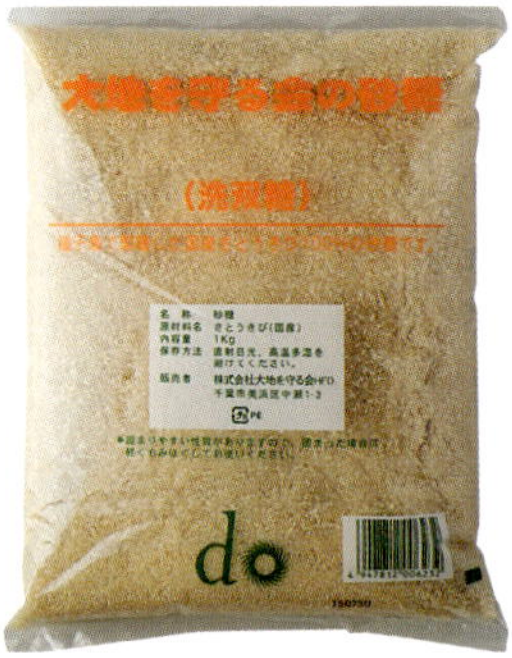


白い砂糖は精製過程で、原料に含まれていたビタミンやミネラルが失われてしまう。料理にはコクのある黒砂糖やきび砂糖を少量使い、人工甘味料は使わないようにする。

## 酢

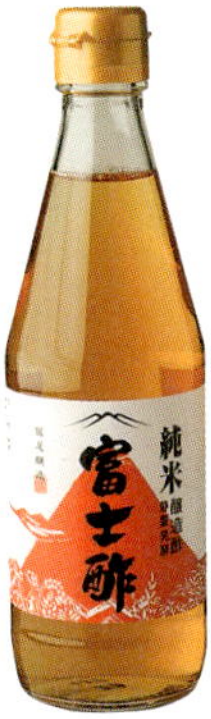


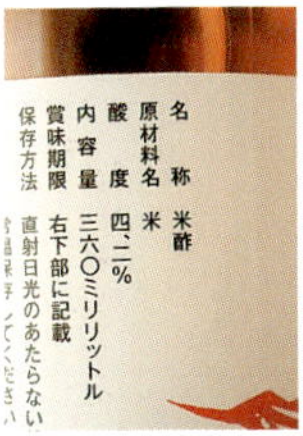


昔から日本にある米酢は米を原料にして造った醸造酢。ほかの穀物から作る醸造酢もある。これに対して合成酢は、一部に工業用アルコールを代用してあるものを指す。

## みりん

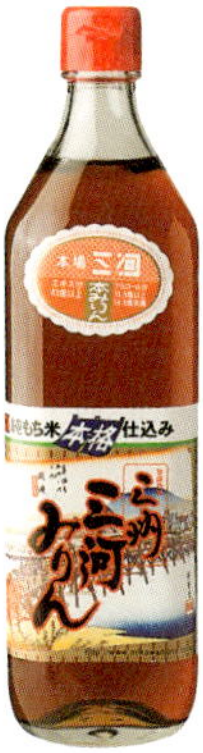


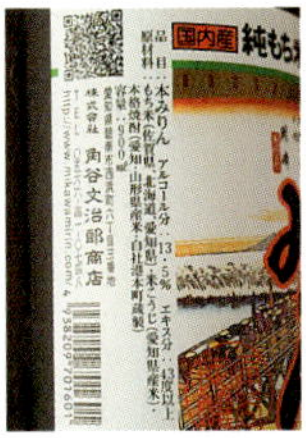


もち米と米麹に焼酎などを加えて、醸造・熟成させたものが本みりん。みりん風調味料は糖化液やアミノ酸などを添加して作られるもので、アルコール分は含まれない。

## 油

油は液状の不飽和脂肪酸の中でも、認知症リスクを下げるオメガ３系やオメガ９系の脂肪酸を中心に摂りたい。

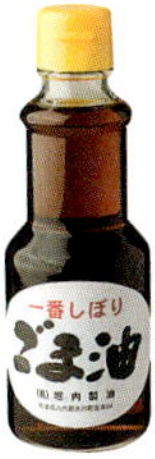


**ごま油**

伝統的な圧搾法で作るごま油は高品質。健康効果の高いゴマリグナンが含まれる。

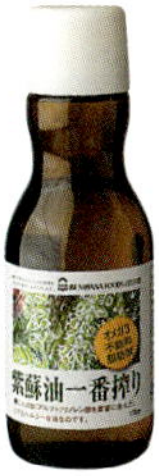


**えごま油**

アマニ油と同じくオメガ3系脂肪酸。細胞を活性化するとされ、注目を浴びている。

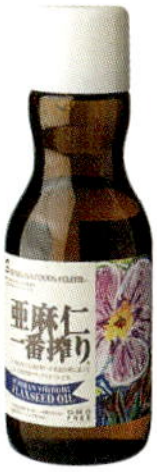


**アマニ油**

認知症予防に効果のあるαリノレン酸が含まれる。熱に弱いので生で使うとよい。

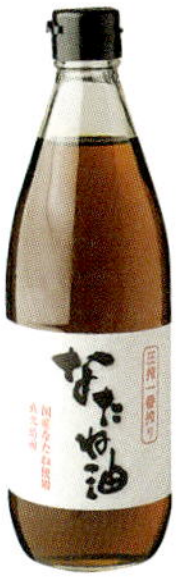


**菜種油**

アブラナの種子から搾油。クセがなく香りもよい。なるべく国産菜種の製品を購入したい。

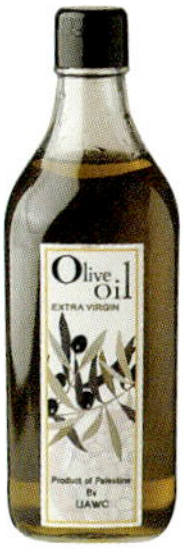


**オリーブ油**

悪玉コレステロールを減らす働きがあり、加熱しても非加熱でも利用できる。

## おわりに

いまや国民病ともいわれる認知症の代表的疾患アルツハイマー病の原因は、脳内に異常なアミロイドβタンパクやタウタンパクが沈着し続けることによって発症するといわれています。つまり脳の難病と言われる認知症は、生体内のタンパク質の異常リン酸化によるものだと考えられるようになってきたのです。タンパク質の過剰摂取が何らかの形で生体内の異常を引き起こしているのではないかと推測されますが、寿命が長くなったとはいえ、明治、大正、昭和の頃の長寿者に比べ、異常に多い認知症患者の存在は、このことを物語っているのではないでしょうか。裏を返せば玄米菜食はタンパク質の過剰摂取を防ぎ、生体本来の生理的な機能を取り戻すことに、大いに役立つはずだと考えています。

私ごとですが、昨年の年末に、「食事に鶏しか出ない忘年会」に参加をしました。店の人に「この鍋には野菜が入っていないのですか?」ときいたところ、スープと鶏肉しかないといわれました。仕上げのごはんも卵の雑炊だったので、これもタンパク質です。

そのため、正月三が日はなるべく野菜を食べるようにしましたが、お節料理はタンパク質と塩分が多いため、朝起きると、両手の関節がむくみ、少し痛くなってしまいました。以前リウマチではないかと心配して採血したことがありますが、結果はそうではなかったあの時と同じ手の不調を感じたのです。

これを回復させるのに、しばらくの間、徹底的に玄米菜食にし、マコモを摂り、時々漢方薬も飲みました。今、一か月がたって、やっとむくみや痛みがとれてきました。やはり食事と体調はこんなにもつながっていると実感した今冬でした。

今の時代、女性が子どもを産んでも働くことが常になってきました。多くの家庭で、時短料理や便利なお惣菜、外食などが増えていることでしょう。そうなると極端な栄養の偏りが心配されます。「お腹さえ満たされれば」といった食をないがしろにした価値観に流れないようになってほしいと、願ってやみません。

本書には毎日、簡単に作れて栄養バランスにすぐれたレシピをたくさん載せました。ぜひ作ってみてください。今後は「食養教室」のステップアップ講座で、和食だけではなく、地中海料理や新たなレシピ開発も手がけ、家庭でもできる昔から行われてきた民間療法、「おばあちゃんの手当の仕方」などをどんどん広めていくつもりです。

認知症の発症率が下がった、と報道される世の中になることを心から願っています。

二〇一六年一月

芦刈伊世子

# 芦刈伊世子

Ashikari iyoko

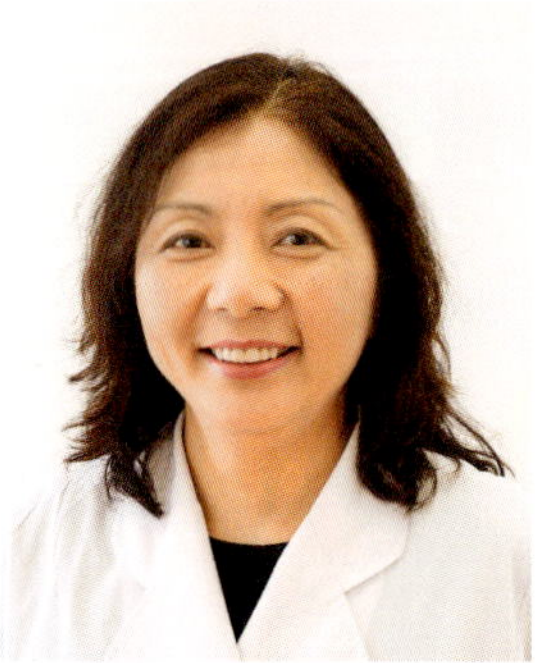

あしかりクリニック院長。医学博士。兵庫県出身。1990年、長崎大学医学部卒業。慶應義塾大学医学部精神・神経科、国立病院東京医療センター、慈雲堂病院、浴風会病院を経て、2002年より現職。クリニックでは、精神科・神経科・心療内科の診療のほか、脳と心の予防センターを併設。2015年9月より、東京都の委託で中野区の地域連携型認知症医療センターも併設している。高齢期うつや不眠症、認知症など様々な疾患の診断・専門治療をしている。著書に『目撃！認知症の現場　専門医が診た家庭介護の真実』(一ツ橋書店)、『医師たちが認めた「玄米」のエビデンス』(共著、キラジェンヌ)など。

## あしかりクリニックの食養教室について

うつの再発や認知症予防のための食事について学ぶ教室。初級コースは全５回、１回約３時間。毎回玄米ごはんとみそ汁などを試食する。ステップアップコースは、初級コース終了者が対象。全10回。季節の食養生や薬膳などを学び、糠床作りやみそ作りなどの実習もある。メンタル病名によっては、健康医療保険が適用される。

＊


問い合わせ・あしかりクリニック

Tel：03-3380-3272

Fax：03-3380-3273

東京都中野区中央5-44-9

URL　http://www.ashikari-clinic.com

|料|理|製|作|


## 本橋 ゆみ
Motohashi yumi

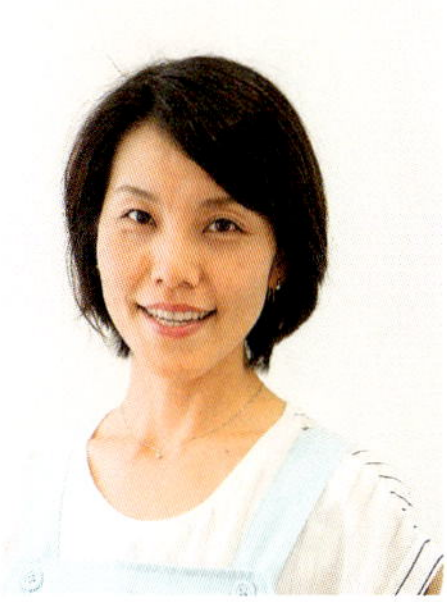

食養教室講師。日本綜合医学会食養指導士。日本ビワ温圧療法師。茨城県出身。1993年、東京家政学院筑波短期大学国際教養科卒業。子どものアトピーをきっかけに食養を学ぶ。現在、クリニックの講師のほか、児童館、学校で食育活動、味噌作りなどの料理教室を主宰。ビワ温圧療法指導所開設。

## 河村かづし
Kawamura kazushi

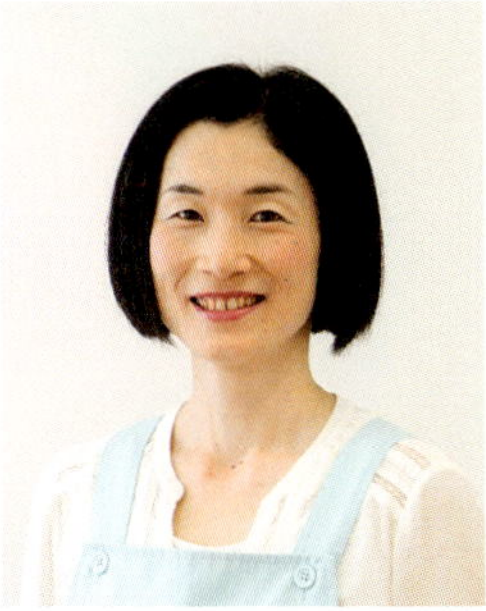

食養教室講師。日本綜合医学会食養指導士。東京都出身。1997年、上智大学文学部史学科卒業。子どもの食物アレルギー、アトピーをきっかけに食養を学び、重度のアレルギーを克服。現在、クリニックの講師のほか、児童館、学校で食育活動、アレルギー食の研究などをしている。


【参考文献】


帯津良一・林泰史『認知症・アルツハイマー病』法研　2011
小泉武夫『発酵食品礼讃』文春新書　1999
須貝佑一『朝夕15分　死ぬまでボケない頭をつくる！』すばる舎　2012
川端輝江編著『しっかり学べる！ 栄養学』ナツメ社　2012
田村 明　他『基礎栄養学』東京教学社　2012
白澤卓二『脂中毒　長生きしたければ、正しい肉を食べなさい』海竜社　2013
白澤卓二『白澤卓二さんの100歳まで「元気で若い人」の食事』PHP研究所　2011
山口晴保『認知症予防　第2版』協同医書出版社　2014
昇 幹夫・渡辺雅美『うつを改善する食事力』春陽堂書店　2013
藤田紘一郎『腸内革命』海竜社　2011
藤田紘一郎『ボケる、ボケないは「腸」と「水」で決まる』朝日新書　2015
一瀬 速『食養学院副読本　玄米、自然食の栄養学』
藤城寿美子『玄米食養クッキング』農村漁村文化協会　2005
生田 哲『ボケずに健康長寿を楽しむコツ60』角川書店　2011
生田 哲『青魚を食べれば病気にならない』PHP研究所　2012
福井 透『症状改善のためのビタミン・ミネラルの摂り方』丸善　2002
功刀 浩『今ある「うつ」が消えていく食事』マキノ出版　2014
久保 明『「糖化」をふせいで老いない病まない体になる』PHP研究所　2013
福土 審『内臓感覚　脳と腸の不思議な関係』NHKブックス　2007
新谷弘実『認知症がイヤなら「腸」を鍛えなさい』SB新書　2015
厚生労働科学研究費補助金（効果的医療技術の確立推進臨床研究事業）　総合研究報告書

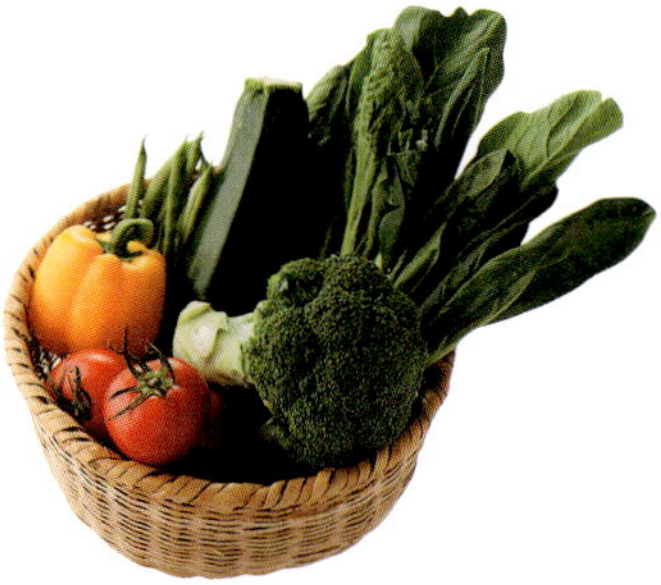

編集・構成　山中純子
ブックデザイン　静野あゆみ（ハロリンデザイン）
撮影　中川真理子

**365日、玄米で認知症予防**
脳がよろこぶ、玄米・魚・野菜

2016年3月1日　初版第1刷発行

著　者　芦刈伊世子

発行者　藤木健太郎
発行所　清流出版株式会社
〒101-0051
東京都千代田区神田神保町3-7-1
電話 03-3288-5405
〈編集担当〉松原淑子
http://www.seiryupub.co.jp/
印刷・製本　大日本印刷株式会社

乱丁・落丁本はお取り替えいたします。
ISBN 978-4-86029-442-7